大步走 不失智

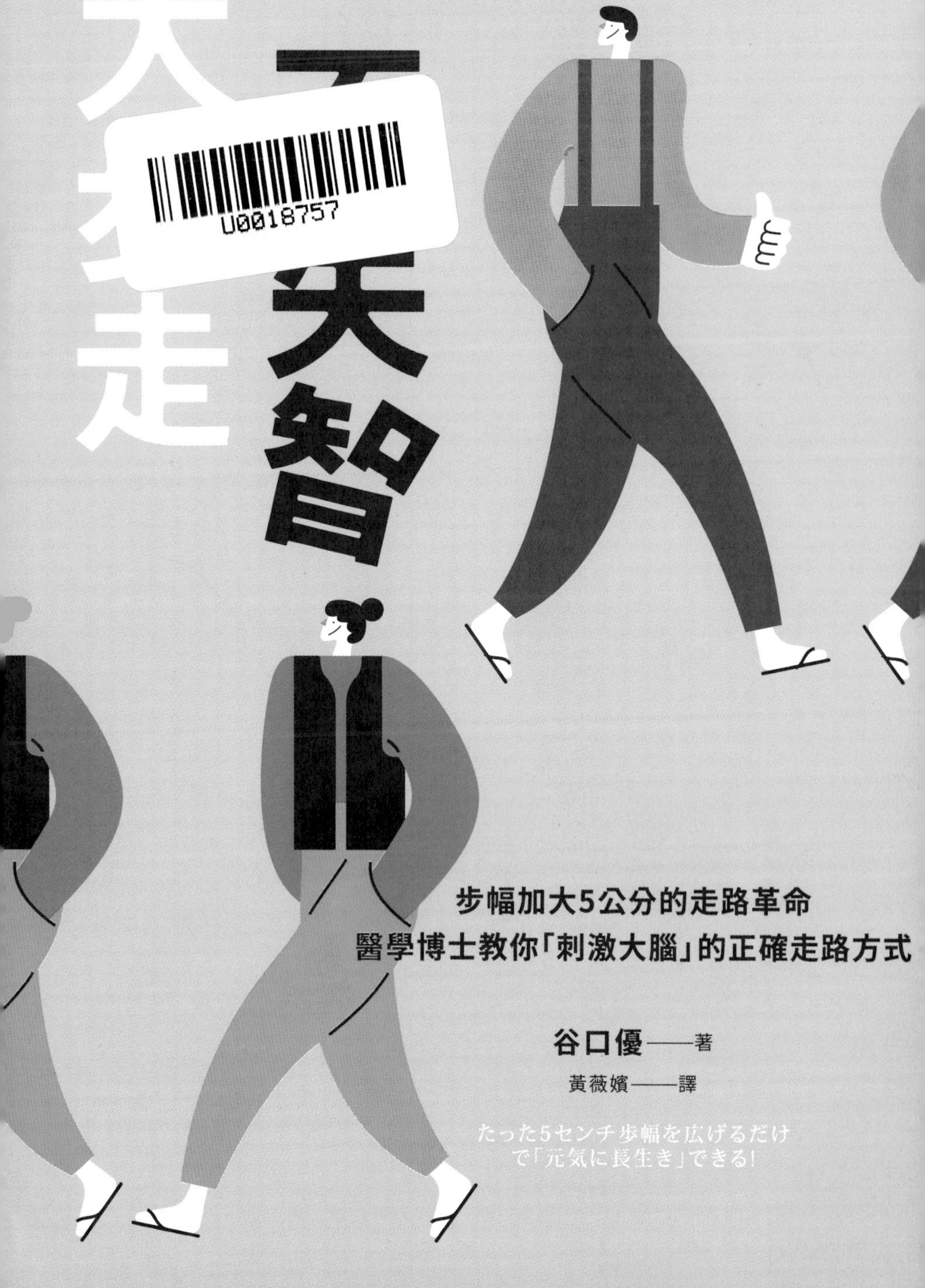

步幅加大5公分的走路革命

醫學博士教你「刺激大腦」的正確走路方式

谷口優——著

黃薇嬪——譯

たった5センチ歩幅を広げるだけ
で「元気に長生き」できる!

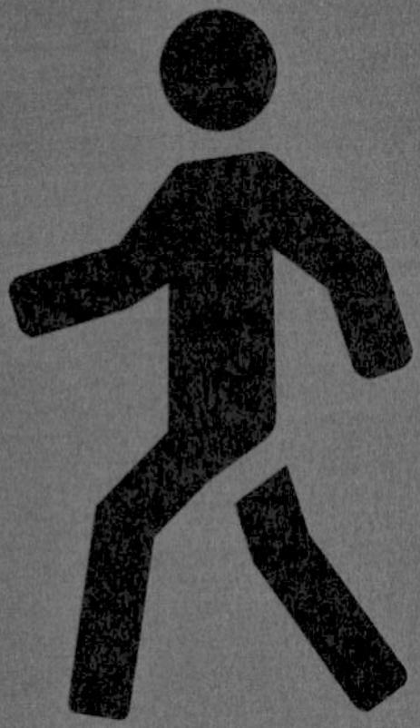

序　章

寫給「想要活久一點，但不想失智」的你

每個人都希望健康長壽。

然而，光是「長壽」還不夠。**「健康」更是絕對必要的條件。**

否則，如果始終臥病在床，或罹患失智症，需要有人照顧，那麼長壽也沒有意義。各位也有同感吧？

日本目前約有四百六十二萬人罹患失智症。如果也把失智症高風險族群納入的話，就大約有八百六十萬人。日本全國的小學生人數約為六百八十萬人，而患者加上高風險族群居然超過這個人數。言下之意就是一個小學生的身邊，恐怕有更多人可能或已經罹患失智症。

一大早，孩子們背著書包，活力充沛地去上學。而多數失智症患者與高風險族群，則是待在家裡或療養院度過大半時間。以前能做到的事情，如今也漸漸變得困難。手腳不聽使喚，甚至忘了重要的人的名字……

你對此感到難過，也不願意承認，但，這就是現實。而且失智症目前無法靠藥物治癒。看到這種情況，現在仍然健康的人，都會這樣想——

我想要長壽，但我不想失智。

為了找出「長壽但不失智」的方法，我持續進行相關研究。最後終於找到答案。因此我想透過這本書，告訴各位這項最新研究成果。

容易罹患失智症的人與不易罹患失智症的人，有明顯的差異

事實上，容易罹患失智症的人與不易罹患的人，有個最明顯的不同之處，就是「步伐大小」，也就是走路時，跨出一步的距離（後腳腳跟到前腳腳跟之間的距離，又稱為「步幅」）。

我根據一萬名以上高齡者的資料為基礎，調查步伐大小與失智症的關係。結果發現，**步伐大的人不易罹患失智症，步伐小的人容易罹患失智症**。

各位或許會好奇——為什麼？真的嗎？這是真的。實際上也有不少數據資料足以佐證。我不是要求各位走路時每一步要跨個一公尺那麼寬。只要增加十公分！不，增加五公分就足夠了。

只要步伐比現在大一點，罹患失智症的風險就會減半。

你最好現在就實踐

是否會得失智症，與你現在幾歲無關。即使你才三、四十歲，以為要得失智症還早，也最好現在就開始做準備。因為你的腦或許早已悄悄啟動失智症的倒數計時。

覺得自己的體力有些衰退，而且愈來愈健忘的五、六十歲人，現在正是改善的好機會。目前的研究已知，多數的失智症都不是某天突然發作，而是默默潛伏了二十年才發病。

因此，**只要在發病之前採取適當的預防措施，不僅能夠延緩發病，甚至直到壽終正寢都能夠避免失智症的發生。**

七十幾歲的人也無須擔心。八、九十歲的人在現在這種人生百歲的時代，也多半還是來得及。腦與身體儘管會隨著年齡增長逐漸老化，但我們可以延緩老化的速度。

方法並不難

本書要教大家的是十分簡單的方法。

只要你走路時，每一步再稍微跨大步一點。

這樣就行了。

各位從一歲起會走路以來，大概都是「用自己的方式」在走路吧。而且過了三十歲之後，走路的步伐也變得愈來愈小。

只要把這個「變小的步伐」拉大一點就好。無需任何工具也不花半毛錢，更不需要特別規劃時間進行，人人都可以現在立刻就付諸實踐。

「真的嗎？這樣做就會有效？」

你如果有疑慮，請儘管放手試試。

就算無效，你也不會有任何損失。

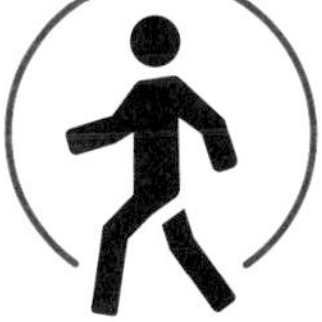

只要大步走路，人生就是彩色的

只要走路的步伐大一點，世界就會看起來不一樣。

走路也會變得很愉快。

你甚至能夠聽到**「你看起來真年輕」、「真漂亮」**等稱讚。

也因此你會愈來愈想要出門走路。

即使沒有人稱讚你，你照鏡子時，也會注意到自己的變化。

本書介紹的內容，都有精確的科學事證。

許多研究資料皆證明「步伐愈大的人，罹患失智症的風險愈低」。

我在東京都健康長壽醫療中心研究所（舊名「東京都老人綜合研究所」）從事維持、促進健康相關的調查與研究長達十五年。幸運的是，我們的研究成果也獲得外界認同，於二〇一八年得到了「長壽科學獎」。

報章雜誌、電視等媒體也經常引用我們的研究成果。

你現在還無法立即體會到「大步走路」對於失智症與長壽的效果。

幾年後、幾十年後，這項效果將會在你身上得到證實。

現在你就先享受大步走路的樂趣。

大步走路除了預防失智症之外，還能夠為大家帶來各種好處。

這就是**短短五公分的「步幅革命」**。

走路的步伐只要大一點，就能夠為你的腦和身體帶來正面影響，也將改變你往後的人生。

小小幾公分的步幅變化，就是大大改變你人生的一大步。

東京都健康長壽醫療中心研究所協同研究員 谷口優

目錄

序章

■寫給「想要活久一點，但不想失智」的你 4
■容易罹患失智症的人與不易罹患失智症的人，有明顯的差異 6
■你最好現在就實踐 7
■方法並不難 8
■只要大步走，人生就是彩色的 9

第1章 大步走路，就能夠長壽又不失智

■步伐小的人容易罹患失智症的證明 20
■大步走路，就有這麼多好處！ 23
■在百歲人生的時代，「步幅」是關鍵！ 25
■腰腿有力的人才能夠長壽 26
■重點不是走路速度，而是「步伐大小」！ 29
■步伐小的人容易罹患失智症 32

■步伐大，就能夠大幅降低失智症發病的風險 33
■你想不到這東西也能測量自己的步幅 36
■步幅的標準，就是要比現在多五公分！ 40

第2章 大步走路，就有這些變化！（讀者經驗談）

■「奮起大步走，我要享受人生」 42
■「煩惱太多時，只要大步走就能積極面對！」 46
■「家人走路很慢，跟不上我的速度！」 49
■「進入人生百歲時代，我想活得更健康！」 52
■「大步走能夠訓練腳力，腰痛也掰掰！」 55

第3章 大步走路，為什麼不易失智？

■步幅代表你的「腦的狀態」 60
■大步走路很簡單，人人都能持續下去 62

第4章

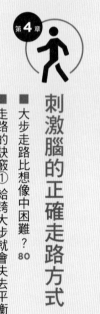

刺激腦的正確走路方式

■只要大步走路，就會發生這些好事 65
■大步走路，真的就會看起來變年輕嗎？ 67
■刻意跨大步就沒問題 69
■「步幅不一致」是倍受矚目的最新研究 71
■步伐小的人，代表腦有異狀 73
■你的「步幅」OK嗎？ 75
■大步走路比想像中困難？ 80
■走路的訣竅① 給跨大步就會失去平衡的人 81
■走路的訣竅② 給無法掌握時機的人 84
■走路的訣竅③ 進階篇 86
■還是辦不到的人建議採用終極練習法 88
■慢慢放大步幅就好 89
■以「有點難走」的感覺邁步前進 91
■時間短也沒關係，刻意大步走就好 92

■我因為大步走而變時尚了？ 94
■注意「坐姿」，步幅就能變大？ 96
■大步走路就能達到訓練大肌群的效果！ 99
■任何人在任何時候開始，都不會太遲 100

第5章 從腳看出腦的異狀，現在補救還來得及

■走路漫不經心會出問題 104
■步幅是觀察腦部異狀的參考值 105
■失智症早在二十年前就蠢蠢欲動了 108
■惡化的過程很漫長，因此來得及中途阻止 109
■不可以拿「年齡」當作放棄的藉口 111
■怎樣才能夠從灰色變回白色？ 112
■現在不開始，吃虧的還是你 114
■人生後半段的生病期很長 115
■訓練腰腿，迎接高齡期 117

第6章

你的腦的現況

■腦的構造就是這麼有意思！ 120
■人腦直到死亡之前仍在持續進化 122
■走路能夠刺激全腦 124
■何謂「失智症」？ 126
■認知功能的「五大領域」，你都沒問題嗎？ 127
■認識失智症的診斷標準 129
■能否獨立生活才是問題 131
■失智症包括多種類型 133
■不只認知功能衰退，還會出現運動障礙 134
■增加腦血流量的重點 136

第7章

每天大步走，醫生遠離你

■無論幾歲，都能夠鍛鍊出肌肉 140

■不可以小看跌倒 143
■比起肌肉量，更重要的是身體能夠自由活動 145
■大步走路也能夠改善動脈硬化 148
■血管缺乏彈性的人，失智的風險愈高 151
■一起大步走路，長壽又健康 152

第8章

營養充足的人，罹患失智症的風險愈低

■吃清淡，真的對身體比較好嗎？ 156
■年紀大的人，更需要蛋白質 160
■目前已知靠自己咀嚼食物很重要 163
■鹽的攝取量必須注意 165
■找到適合自己的健康法則 167
■負起責任實踐自己的信仰 169

第9章 你的決定將會大幅影響人生下半場！

■長壽又不失智，你需要「三大支柱」 172
■缺乏社會連結，就會增加失智症的風險！ 174
■出門，尤其是與人交流很重要 176
■來吧，試著刻意練習大步走路！ 178

尾聲 百歲人瑞也能夠微笑健康行走的社會

■尋找遠離失智症方法的旅程 182
■流行病學研究，透露出看不見的真相 183
■繞遠路才能夠更投入的研究生活 185
■大家一起「大步走路」變年輕 186

謝辭 188
參考資料 189

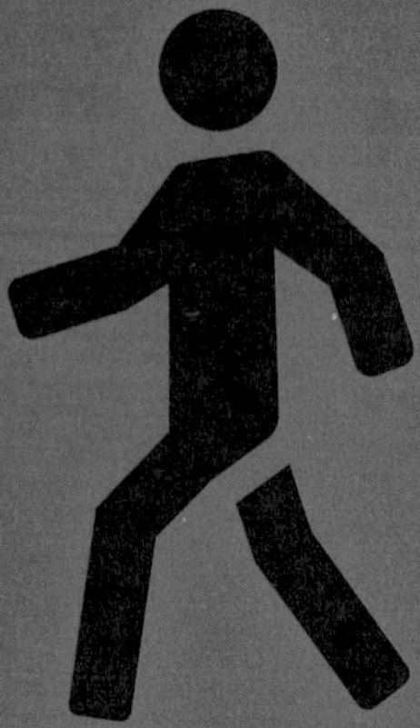

第1章

大步走路，
就能夠長壽又不失智

步伐小的人容易罹患失智症的證明

二〇一二年，我們團隊整理出的研究，發現一項驚人的事實。

那就是——**步伐小的人，認知功能容易衰退**。

而且更令人震驚的是——「**風險高達三倍以上**」。

我簡單說明一下我們研究團隊進行的是什麼樣的研究。

我們是以超過一千名日本群馬縣與新潟縣六十五歲以上的居民為對象，進行大規模調查。

首先，我們調查每個人的步幅，並根據步幅大小分為「小步伐」、「中等步伐」、「大步伐」這三組。

認知功能衰退的風險

步幅（一般步行時）

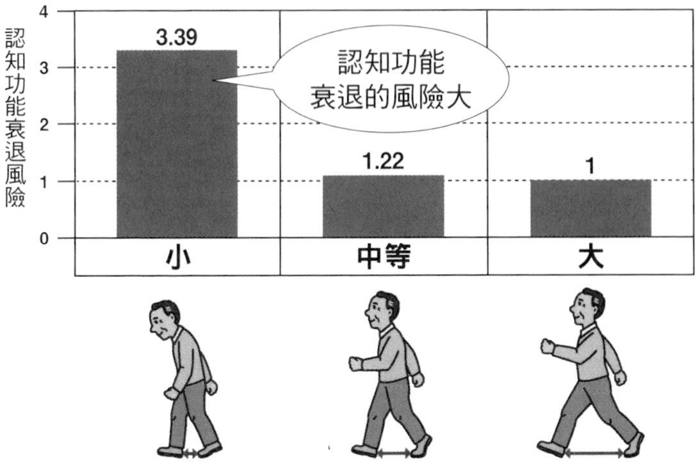

調查開始時的年齡、性別、教育程度、調查地區、家人有無同住、高脂血症的經驗、身高、紅血球數量、總膽固醇值、肌酸肝值、白蛋白值、認知功能評估量表（MMSE）*、追蹤年數均經過調整。

我們將這三組的人數調整到幾乎相同。

接著再進行為期最長可達四年的「認知功能衰退與否」的追蹤調查。也就是研究「步伐大小對於後來的認知功能變化，產生什麼樣的影響」。

在這四年期間，成功追蹤到最後的人數為六百六十六人，其中大約每六人就有一人出現「認知功能衰退」的狀況。

*全球普遍使用的認知功能檢查方式是「認知功能評估量表（Mini-Mental State Examination，簡稱MMSE）」。

這三組當中，「認知功能衰退」人數占最多的，就是「小步伐」那組。

另一方面，衰退人數最少的是「大步伐」那組。

這個風險差異很明顯。居然高達**三．三九倍！**

對照「大步伐」組，「小步伐」組出現「認知功能衰退」現象的人，超過三倍以上。而且這只是短短幾年間的變化。順便補充一點，「中等步伐」組是一．二三倍。

根據這項研究結果可知，**步伐小的人在未來很容易出現認知功能衰退。**

換一種說法就是──

步伐小的人，認知功能衰退的風險高達三倍以上！

大步走路，就有這麼多好處！

步伐大的人，認知功能不易衰退。步伐小的人容易衰退——研究結果得到這項結論，也令我驚訝。

但是，為什麼步伐大的人，認知功能衰退的風險低呢？

本書針對這個謎團進行追蹤，並已找到答案，不過我在這裡要先介紹幾個大步走路的好處。

❶ 刺激神經迴路

大步走路能夠刺激腦與腳之間的神經傳導。除了腦通往腳的運動指令之外，腳回報腦的資訊交換也會變得活絡，有助於活化腦。

❷找回肌肉的活力

能夠更加頻繁地使用平常沒在用的肌肉。尤其是大腿與小腿的肌肉、背脊與腳相連的肌肉等，這些大肌群都可以活動到。

❸提升心肺功能

大步走路拉高了運動強度，使血液循環更好，也增加了進入肺臟的空氣量。營養和氧氣也能夠送到身體每個角落的細胞上。

❹使血管有彈性

利用肌肉的收縮與伸展，刺激肌肉包夾的血管，藉此增加血管的彈性。

❺使心情正面積極

大步走路，背部自然就會挺直，視線也會自然抬高。這樣的姿勢改變，能夠給人年輕有活力的印象，使人心情轉好，變得積極正向。

0 1 2 3 4 5 6 7 8 9 10

在百歲人生的時代，「步幅」是關鍵！

現代人的平均壽命年年增加，已經到了「百歲人生」的時代。然而，也有些人在人生後半階段是**「病痛纏身的狀態」**。

「病痛纏身」表示需要照護，也就是說，你的人生進入了「生活無法自理」的階段。這個階段的時間長度，**男性大約九年，女性大約十二年**。

哪些情況需要照護呢？主要原因列舉如下：

第一名　失智症

第二名　腦血管疾病

第三名　高齡造成的退化

第四名　骨折與跌倒

第五名　關節問題

只要避免這些需要照護的因素，我們就能夠維持「健康狀態」。目前已知腰腿力量在走路的步伐大小上，扮演著很重要的角色。

腰腿有力的人才能夠長壽

我們以需要照護因素第四名的「**骨折與跌倒**」為例。

有些人的情況是，跌倒骨折導致病人的活動受到限制，或者必須臥床。各位身邊或許也有這樣的例子。

步伐大的人，為什麼能夠健康長壽？

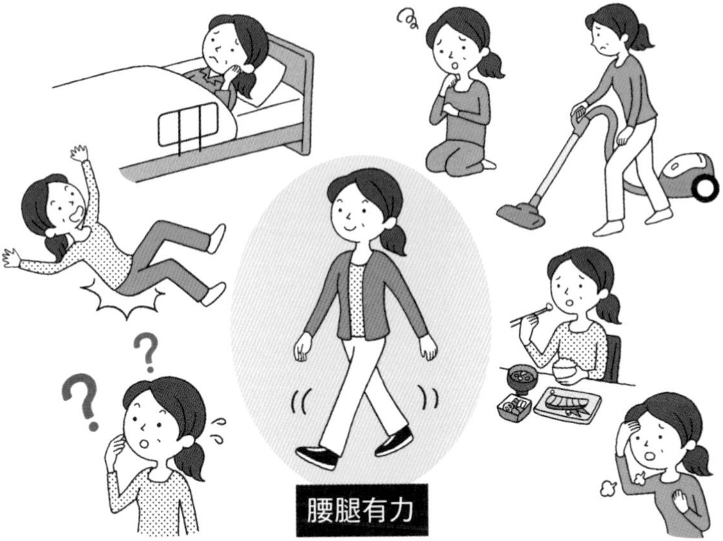

腰腿有力的話，就能夠預防——
失智症、認知功能衰退
跌倒、骨折、臥病在床
生活機能、生活品質下降
腦血管疾病、心血管疾病……

延長健康壽命與平均壽命

活得健康又長壽！

腰腿強健，走路能夠穩健踏出每一步的人，比較不容易跌倒。就算被路上的凹凸不平絆到，也能夠**立刻跨出一步，支撐自身體重**，防止跌倒在地。

事實上，根據國內外各項調查與研究顯示，腰腿的強度（步行能力）不僅與骨折、跌倒有關，也與「死亡率」有關。近年來的研究已知，心血管疾病造成的死亡，尤其與步行能力密切相關。

對於健康的人來說，走路是理所當然的動作，因此沒有注意到走路的重要性。但事實上，**步行能力才是支撐我們「生命」的關鍵**。

重點不是走路速度，而是「步伐大小」！

話說回來，何謂「步行能力」？

步行能力也可以說是「腰腿強度」，通常能夠利用「步行速度」判斷。

步行速度是由「步幅」與「步調」這兩項要素所構成。一步的大小（步幅）與踩地的節奏（步調）相乘之後，就是步行的速度。

步行速度＝步幅×步調

過去的研究和調查把重點擺在「步行速度」。結果得知——**步行速度慢，就會提高各種健康問題的風險**。

重要的是步幅

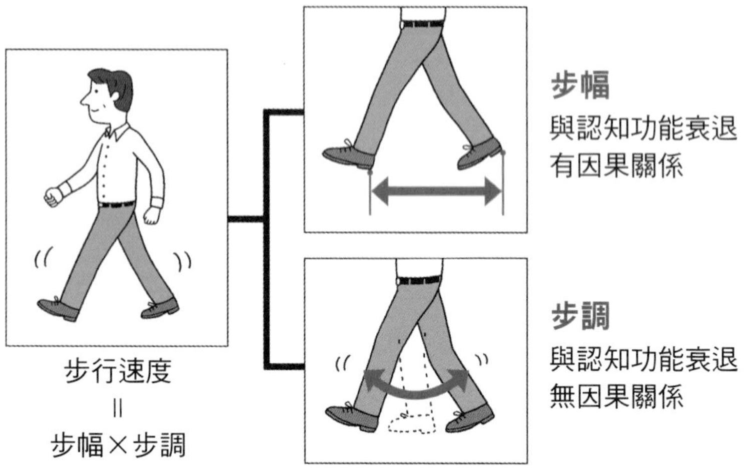

但是問到「為什麼步行速度慢不好？」這個關鍵問題時，事實上沒人能回答。

我想知道「為什麼？」於是，為了找到答案，我第一步先分析「步行速度」。

我把步行速度分成「步幅」與「步調」來思考，並調查兩者之中何者有意義。結果得知「步幅」與「認知功能衰退」有因果關係。這一點我在前面已經提過。

認知功能衰退的風險

步調（一般步行時）

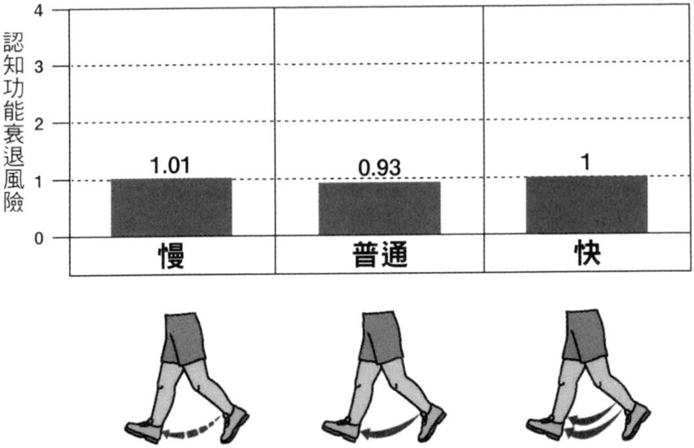

研究開始時的年齡、性別、教育程度、調查地區、家人有無同住、高脂血症的經驗、身高、紅血球數量、總膽固醇值、肌酸肝值、白蛋白值、認知功能評估量表（MMSE）、追蹤年數均經過調整。

順便補充一點，在這個關係中，也納入年齡與身高等基本屬性，以及疾病的影響，因此身高矮的人與女性也適用。

另一方面，由上圖看不出，「步調」與「認知功能衰退」之間具有因果關係。

也就是說，可以確定**步幅才是決定風險的關鍵**。

這是相當重要的成果。

步伐小的人容易罹患失智症

前面提過「步幅與認知功能衰退」有因果關係。接下來我們進一步深入研究「步幅與失智症的發病」。

我們團隊曾經耗時十二年之久，針對超過六千五百零九人進行大規模的追蹤調查。

調查內容為「步幅是否會隨著年齡增加而改變？」另外就是「步幅的大小與失智症發病之間存在著什麼樣的關係？」

我們透過這項研究得知——

不管是年輕人或老年人，走路步伐小的人，都有很高的機率會罹患失智症。

什麼意思？

也就是說，無論什麼年紀，步伐小（步幅窄）的人，就算當下沒有罹患失智症，發病的風險也很高。

言下之意就是，即使現在沒問題，在不久的將來，仍有很高的機率會得失智症。

關於這部分，我將在下一節詳細說明。

步伐大，就能夠大幅降低失智症發病的風險

年紀對於步伐大小，會產生什麼樣的影響呢？

這一點將以第三十五頁的圖表說明。

從該圖表可知，「大步伐」、「中等步伐」、「小步伐」這三組人在六十五歲過後，步伐都會愈來愈小。

也就是說，不管你原本是「大步伐」或「小步伐」，一旦進入高齡期，步伐都會變小。

更重要的是與「失智症發病」之間的關係。

與「大步伐」組相比，「中等步伐」組上了年紀之後，風險仍有一倍，沒有改變，但「小步伐」組的風險卻變成二．二倍。

這項調查結果最值得注意的地方是——**「失智症的發病風險」在任何年齡層都一樣。**

不管你是六十五歲、七十歲、八十歲或九十歲，「步伐小且年紀大」者罹患失智症的風險，都高過「大步伐」者兩倍以上。

步幅的年齡變遷趨勢

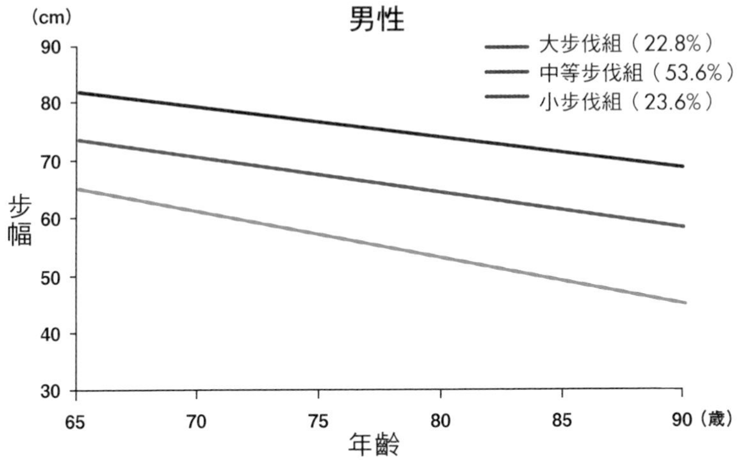
男性
(cm)
90
80
70
60
50
40
30
步幅
大步伐組(22.8%)
中等步伐組(53.6%)
小步伐組(23.6%)
65
70
75
80
85
90(歲)
年齡

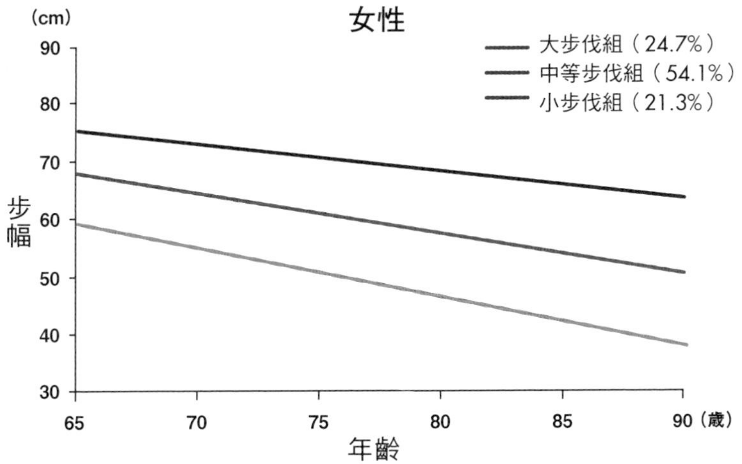
女性
(cm)
90
80
70
60
50
40
30
步幅
大步伐組(24.7%)
中等步伐組(54.1%)
小步伐組(21.3%)
65
70
75
80
85
90(歲)
年齡

也就是說，**現在「步伐小」的人，不管將來到幾歲，都比其他人容易罹患失智症。**

但是，換句話說，**即使你現在的步伐小，只要調整成「中等步伐」或「大步伐」（或是努力邁大步），今後罹患失智症的風險，就有機會降低到一半以下。**

你想不到這東西也能測量自己的步幅

那麼，各位，你平常走路的步幅是多少呢？

不知道答案很正常，基本上不會有人沒事去測量自己的步幅大小。

不過，有個好方法可以知道自己的步幅。那就是利用**斑馬線**。

斑馬線的白線寬度大約是「四十公分*」。你可以參考下一頁插圖的方式，腳尖對齊白線，跨出一步超過白線。（譯注：日本斑馬線的白線寬度是四十五公分，此處為

可利用斑馬線測量步幅

斑馬線的白線寬大約40公分。平常走路時如果步幅超過一條白線的寬度，表示你的步幅在60公分以上，再多跨5公分就用不著擔心了！

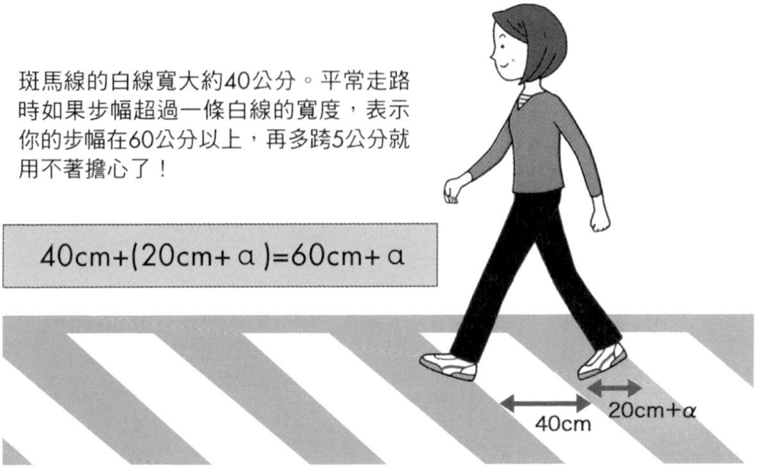

符合臺灣現況，修正為斑馬線的白線寬度是四十公分。）

所謂的「步幅」就是一腳腳跟到另一腳腳跟的距離。

一般腳掌長度是「二十公分起跳」，因此能夠超過四十公分的白線，表示你的步幅在六十公分以上。

不需要精確測量。舉例來說，腳掌長度二十五公分的人，跨出一步正好超過白線的話，就是「二十五公分＋四十公分＝六十五公分」。

超過一個拳頭大，就是「二十五公分＋四十公分＋十公分＝七十五公分」。

目測一個大概就行了。

拳頭大小也跟體型大小有關，不過一個拳頭大通常是十公分左右。

【使用書封測量的方法】

另外，你也可以打開本書的書封用來測量。

這本書的書封，展開但不刻意攤平的長度大約是四十五公分。

【拿報紙當測量標準的方法】

你也可以拿報紙當作測量標準。一般半張報紙的版面尺寸約三十八公分（寬）×五十八公分（高）。也就是折起來的報紙寬度大約三十八公分。

把報紙放在地上，在旁邊跨步試試。這樣子即使你在家中，也可以測出大約的步幅。

利用這本書的書封測量步幅

將書封打開放在地上，不用刻意攤平的長度，大約是45公分（書封實際長度約為50公分）。只要你跨出的一步輕鬆超過書封長度，表示你的步幅有65公分以上。

※踩到書封恐有滑倒的危險，因此請在書封旁邊進行，不要踩到。

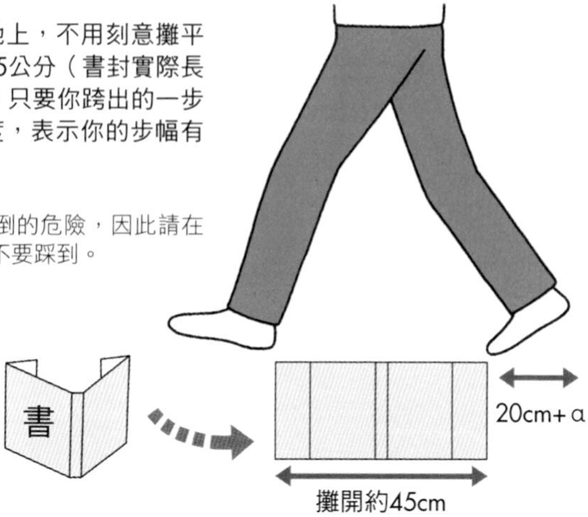

舉例來說，腳掌長度為二十五公分的人，跨出的一步超過報紙寬的話，表示步幅是「二十五公分＋三十八公分＝六十三公分」。

但是跨過報紙時，有可能會踩到報紙滑倒，所以請在報紙旁的空地上跨步。使用本書測量時，也請在書封旁邊跨步。

步幅的標準，就是要比現在多五公分！

話說回來，「步伐小」的人究竟要增加多少公分才足夠呢？

請看第三十五頁的圖表，就會看到各年齡層的「理想步幅」。所有人都適用的步幅目標，就是不分**男女都是六十五公分**。

不過，更確實的數字是——

比現在的步幅多五公分！

如果可以，就多十公分！

這樣應該人人都能做到，不會太難。

希望各位也務必挑戰測量自己的步幅大小。

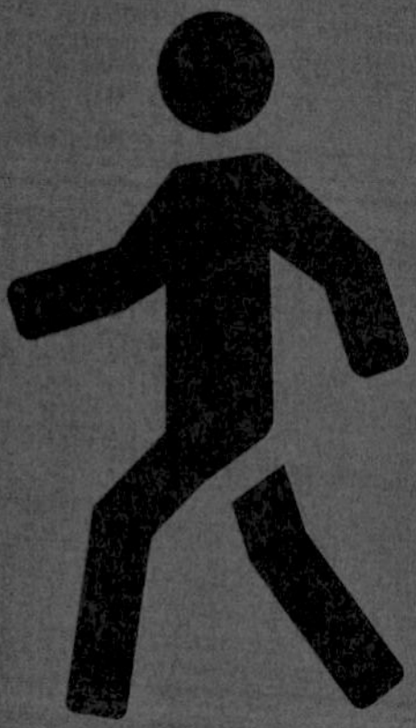

第 2 章

大步走路，
就有這些變化！

（讀者經驗談）

「發憤大步走，我要享受人生」

M先生／73歲／男性

兩年前我因為心肌梗塞倒下，動了緊急手術，幸好救回一條命。

大病之前，我的嗜好是水肺潛水，而且我的體重高達八十八公斤；體重比較重，才能夠潛到更深的海裡。可是，老實說，我覺得這情況不妥。我在海裡可以輕鬆活動，但是在陸地上走路卻很吃力，就連爬個樓梯都氣喘吁吁。就在這時候，心肌梗塞找上了我。

我出院後，在某場健康講座聽到谷口醫生的演說，了解到大步走路的重要性。

說真的，我剛開始是半信半疑。一聽到「只要步幅多五公分，就能夠健康長壽不失智」，我心想，哪有那麼好的事。

我過去從事不動產工作，經常走路，應酬也多，每天活力充沛在奔波，所以我自認為自己有「好好在走路」。

沒想到實際測量後，我發現自己的步幅很小，而且隨著年齡增長，步幅變得愈來愈小。我以前在走路時，不曾特別注意到步伐的大小。

剛開始我很害怕大步走路；因為我心肌梗塞動手術時，雙腿做過經皮穿刺冠狀動脈氣球擴張術（ＰＴＣＡ），裝了四根支架。支架現在仍在我體內，而且我住院時都沒怎麼走路，我不免擔心自己邁步會有問題。

手術後我的體重減輕了，身體照理說也變輕了，但我站起時，還是會很自然地發出「嘿咻」一聲（笑）。感覺很像老頭子吧，所以我逼自己盡量別發出聲音。

我告訴自己：「你很好，沒問題，今天也可以好好走路。」從那之後大約兩年期間，我每天最少也會走五千步。我把計步器放在口袋裡隨身攜帶。昨天為了去看櫻花，甚至走了兩萬步。走路成為我復健的一環。即使走相同的步數，只要步伐變大，就可以走出更遠的距離。

所以，我注意步數，但是更重視步幅。我覺得刻意大步走路，比起尋常走路，更能夠鍛鍊到肌肉。

我的右膝裝有人工關節，左膝則是經常積水，我以前常跑醫院。可是現在走路走得這麼勤快，反而不覺得疼痛，也不再積水。固然體重減輕也是原因之一，但我認為跟步伐變大也有關係。家人和公司同事也都說我：「看起來比以前更健康了」。

當然，各位只要試過就會知道，想要跨大步走路，腰部必須挺直，腳步才邁得出去。走路時彎腰駝背或身子向前傾，腳就無法往前伸。

抬頭挺胸，大大方方，看起來或許自命不凡，但這樣別人才會說：「你的姿勢變好看了。」手臂也會跟著自然擺動，你會在不知不覺間鍛鍊到全身，也會感覺到背部、腰部、大腿都長出肌肉。

我不是為了看起來更年輕才大步走路，但我認為大步走路的確能夠回春。聽到別人說自己看起來「年輕」、「有活力」，心情就會很好。而這也帶來各種好處。舉例來說，你會提醒自己「必須有教養」或是「打扮不可以邋遢」。

我也有在定期接受檢查，血液方面的數字都很漂亮，藥量也減少了。我不是說這全都要歸功於步幅，但我的確因此開始注重飲食、健康與自己的身體。

經常關心，時時用心，還別忘給孫子零用錢（笑）。

我希望能夠好好活到日本男性的平均壽命。

我有很多計畫，也規劃一年後要去旅行。所以我必須要好好活到一年後。動腦思考「明天有什麼計畫？後天呢？」也有助於預防失智。

我希望旅行時，能夠健康走路，也能好好享用美食。

所以，我今天也大步走路。

「煩惱太多時，只要大步走路就能積極面對！」

—女士／67歲／女性

我工作到六十五歲退休，原本都是走路去上班。我的走路速度很快，上班要走過佃大橋（注：位在日本東京都，是戰後第一座跨越隅田川的橋樑）。我總是飛快超越前面的人，感覺迎面而來的風很舒服。

退休後，我仍然喜歡走路，經常到處走走。現在有時間運動了，所以我的目標是「每天一萬步」！

直到某天，我的膝蓋突然好痛。從此之後我變得害怕走路。而且我會不自覺低著頭走路。

後來，我朋友找我一起去聽谷口醫生的演講。醫生鼓勵大家：「大步走路！」我卻認為「現在的我辦不到！」

於是，醫生告訴我：「不需要從頭到尾都大步走。」他希望我試一試。

實際嘗試之後，我發現要「大步走路」很難。大概是我以前都以為自己的步伐很大，因為我走路比別人更快。

可是，要我刻意拉大步伐，我反而做不到，有時還會變成同手同腳（笑），導致我很難跨出第一步。真是不可思議。

後來我發現，只要稍微用點心思，步伐就能夠變大。

像在助跑一樣，雙腳先小幅活動之後，再踏出第一步。

接下來數「一二三」、「一二三」，在「三」的時候跨出一大步，就會變成「右左、右」、「左右、左」這樣，左右腳輪流大步跨出去。

做著做著，步伐自然就會變大。並且找回「對，我以前就是這樣走路」的感覺。

而且，我注意到了，跨大步伐走路，視線會抬高。心情也會跟著積極向前，就連風景看起來也不一樣。

當我害怕腳痛而無法走路時，整個人不自覺就變得畏畏縮縮，很擔心自己的腳，所以都低著頭走。更可怕的是我不停在找藉口不出門走路。例如：「今天很熱，算了」、「施工的人可能會過來，不能出門」，諸如此類。

我已經退休，與其他人的接觸也減少，害怕出門走路之後，漸漸變成整天待在家裡。我心想：「這樣下去可不行。」正好那時聽聞大步走路的好處，我試過之後發現，其實自己能夠像從前那樣走路。我覺得真的太好了。

我過去曾經以「每天一萬步」為目標，現在則不同。步幅比步數更重要。步伐大，就能夠走得快，而且姿勢端正。每次見到公司的老同事時，他們總是說：「妳一點兒也沒變，反而更年輕了。」我想，這都是大步走路的功勞。

我以前是路痴，也經常忘東忘西，但現在感覺記性變好了。

0 1 2 3 4 5 6 7 8 9 10

再加上，就算我走錯方向，我相信現在的自己也有體力走回原本的路。所以，一點小失誤也無妨。我覺得當初不敢走路、萎靡不振的自己彷彿是假的。

我的血壓和血糖也下降了。體重也是。所以到了七十歲、八十歲，我也一定會繼續大步走路，並且在走過斑馬線時，跨過白線測試看看自己的步幅是否變小了。

為了保持大步走路，每天一定要出門。去買個小東西或辦事也別覺得麻煩，出去走路！透過走路這樣訓練自己，甚至每年能夠去旅行，就是最理想的生活了。

「家人走路很慢，跟不上我的速度！」

H先生／77歲／男性

事實上自從我大步走路之後，我的心跳數也跟著穩定下來。

我年輕時就喜歡快走，但隨著年齡增長，我感覺到自己走路的速度愈來愈慢。

我也想要以同樣的速度快走，可是明明走的距離和以前一樣，卻得花比較多時間。而且，喘不過氣及心跳加速——我戴著走路的運動錶告訴我這些情況，也令我擔憂。

「走路速度變慢，是因為上了年紀，步幅變小的緣故。」谷口醫生這麼說。

人果然戰勝不了衰老啊……我有些灰心，然而醫生卻建議我擴大步幅試試。

因為如果什麼也不做，我的體力只會隨著年紀愈大，更加衰退而已。

結果，大步走路之後，我的心跳數變得很穩定。快走長距離，也不再氣喘吁吁。

以前對自己的腳力很自豪的我，也再度找回自信，重新湧現幹勁。

自從我開始刻意大步走路，我覺得自己的運動量增加了。也感覺到走路時，全身都在運動。所以即使在隆冬，我只要走十～十五分鐘就會出汗。

像我這種年紀的人，很少有人會一邊走路一邊流汗。

平常要在街道上大步走路有困難，所以我選擇在公園走。這樣也不用顧慮別人，能夠盡情快走。

過去我曾經罹患足底筋膜炎，但大步走路之後就痊癒了。

而且我一開始膝蓋有點痛，後來也變得很輕鬆。

現在爬樓梯還是有點累，不過這就是我接下來的挑戰。

我想推薦各位五指襪。穿五指襪能夠感受到腳趾踢地面的感覺，走路就可以走得很好看。

以往我參加快走旅行團時，也曾經因為與其他人步調不合而煩躁，不過現在不要緊了。我會放慢速度，改成大步走，其他人就可以輕鬆跟上我。

可是，我不喜歡和家人一起走路。我的速度比年輕人快更多。

其他人我還可以忍受，但是面對家人時，我就會蠻橫任性（笑）。

如果可以，我希望自己的手腳能夠繼續活動，過著獨立自主的生活。

健健康康直到壽終正寢，這就是我的理想。

「進入百歲人生時代，我想活得更健康！」

K女士／77歲／女性

我一開始的步幅是四十五公分。谷口醫生在「健康講座」上量過我的步幅之後，對於我的步伐太小很驚訝。

那已經是一年前的事情。現在的我跨出一步，已經可以超越斑馬線的白線，所以我想應該有六十五公分。

我現在安排自己每天走路二十分鐘。

只有自己一個人走路就會偷懶，所以我戴著可以同時顯示時間和步數的運動錶。運動錶很方便，它會提醒我：「妳才走了十五分鐘喔。」彷彿在告訴我還得繼續努力才行（笑）。

如果只憑自己的感覺走，我一定會想偷懶，會告訴自己「我累了要休息」。這樣就無法達成目標了。

現在已經是「百歲人生」時代，卻不是每個人都能夠活到一百歲。我也是如此。我們不曉得什麼時候會死，因此每天都應該確實做好自己能做的事。對我來說，其中一項就是「大步走路」。

我無法二十分鐘全程都大步走路，所以我有時大步走，有時恢復平常的步伐走。持續一年之後，我的血壓下降了。

以前我的舒張壓是八〇～九〇，收縮壓是一五〇左右，我覺得偏高，但我習慣看的醫師卻說這樣不要緊，也不開藥給我，讓我很擔心。

而現在我的舒張壓是七〇～八〇，收縮壓是一三〇，所以確定不需要服藥。

醫生問我：「妳做了什麼？」我回答：「大步走路。」醫生一臉不可思議地說：「只有這樣？」

兒子也在之前慶祝我七十七歲生日時，稱讚我說：「媽，妳看起來變年輕了。」就算只是客套話我也很開心。畢竟兒子以前沒說過這種話。

和我一起運動的朋友們也問我：「妳看起來變瘦了？有在減肥嗎？」而且多達三個人這麼問。

我聽了很高興，因為身體線條很重要。比起長相，一眼看過去最先看到的還是姿勢、身形。而我認為這些都是大步走路的功勞。

走路時腰沒有挺直，就無法大步走。腰一挺直，自然就會收小腹。如此一來，腹部一帶的肌肉也會緊實。

人家常說上了年紀身體就會變差，這不是真的。

以我來說，我很講究鞋子。

我請專業量腳師（注：在日本有量腳師證照，由一般社團法人足靴健康協議會認證發照。）幫我挑選合適的鞋墊。穿上完全合腳的鞋子，走路才不容易累。

假如我無法走路，也就無法自己一個人自在生活了，不是嗎？

擁有腰腿強健的身體，才能夠自在生活。

至於大步走路對預防失智症是否有效，我不太清楚，不過我很慶幸目前沒有這方面的煩惱。

與其擔心還沒有發生的事，我更樂於享受「變年輕了」等稱讚（笑）。

「大步走路能夠訓練腳力，腰痛也掰掰！」

S先生／79歲／男性

我現在有時仍會與老同學們聚會。

這種場合遇到的老同學，多半還很健康，而我也不輸給他們（笑）。

谷口醫生要我「大步走路」，教我把步幅拉大，擺動手臂，腰部挺直，用腳跟先著地。

有時我注意到「啊，步伐變小了」，就會立刻修正。

我家附近很多斜坡，所以有不少人到了無法走路的年紀，就會選擇足不出戶。我不想變成那樣。

我的目標是，直到最後都能夠靠自己的力量生活。而打從我開始大步走路之後，上下坡不再是痛苦。

呃，這樣說好像有點太誇張，總之就是上坡也沒問題。

橫濱有個著名的坡道，叫「陣屋坂」。

那個坡道長度大約是兩百公尺，坡度很陡。

我雖然沒有實際測量過，不過就我以前滑雪的經驗來看的話，我想最大斜度應該有二十度以上吧。

以前我要走上那個斜坡，中途必須休息三、四次，但我現在已經能夠一次走完不休息。當然中間速度會變慢。儘管如此，我還是盡量維持大步走。

能夠有這樣的效果，我想也是因為我平常走路都有刻意跨大步的緣故。

在家裡為了預防跌倒，我也會用腳跟先著地的方式走路。

我想大概是大步走路的影響，我的腰腿變得更有力了。

回想剛開始接觸深蹲時，我很難蹲下去，沒想到在不知不覺間，我已經能夠成功蹲下了。

這麼說來，以前坐在沙發上如果坐得太深，我的腰就會痛，現在已經不會了。或許是因為我的坐姿變好了吧。

我不想成為孩子們的負擔，所以我總是靠自己處理生活中的大小事。

自從我大步走路，能夠走得更穩固之後，我堅持自立的決心也更加強烈。

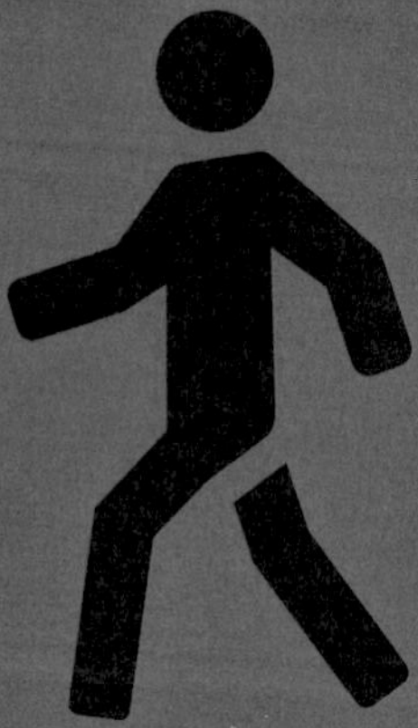

第3章

大步走路，為什麼不易失智？

步幅代表你的「腦的狀態」

你是否都以散步心態走路！

聽到我這樣說，是不是有很多人都會嚇一跳？原因在於大多數人**走路時都沒有多想，像在散步一樣**。

其實我以前也是這樣。直到某天我突然發現自己的肌力衰退。

步行對於每個人來說，都是做得不自覺的行為。

因此多數人不會特別留意自己走路的方式；即使發生改變，也無法自行察覺。就算步伐變小、彎腰駝背，自己也不知道。

但是，步行方式的確會隨著年紀增長而改變。我身為研究人員，經常坐在桌前。

肌肉如果不常使用，就會流失。

某天，我被一個小小的高低落差絆倒，我才驚覺到自己的雙腳是這般無力。近乎恐懼的不安掠過我的腦海：「再繼續這樣下去，等到我更老時，會變成怎樣？」

我還發生過這種情況。

我的興趣是衝浪，但我看到自己留在沙灘上的腳印時，才驚覺不對——比起我朝海裡走去的步伐大小，我上岸的步伐很明顯比較小。我心想：**步伐大小與腦的狀態有關，原來是這麼一回事啊**。

朝著海裡走去的時候，我或許因為雀躍期待著：「來吧，要衝浪了！」所以步伐比較大。可是上岸的步伐卻變得很小。

我那天上岸是順著浪的推動，垮著肩膀拖著腳走路。

這情況當然一方面是因為身體疲憊，不過心情上的沮喪比較強烈。很顯然在當時我的腦血流量偏低，資訊處理的功能也變差了。

腦的狀態使步伐大小出現改變——我在這瞬間重新體悟到這點。

腦的判斷力因疲勞而變遲鈍時，人就會拖著腳小步走路，這樣的經驗想必每個人都有過。

大步走路很簡單，人人都能持續下去

走路是很簡單的運動。

只要腰腿不會疼痛，每個人都可以大步走路。

一開始就要求你「現在把步幅擴大十公分」實在太高難度，所以從五公分開始，應該不至於太勉強吧。

實際嘗試過你就會知道，大步走路，你的姿勢也會跟著變好。

視線會抬高。

手臂也會確實擺動。

腳尖也會向上翹。

此時，你不會注意到，不過小腿前側、小腿後側、大腿、腰、腹部、背部、肩膀、手臂、脖子等全身的肌肉，都會比過去更活躍，運動量也會大增。

全身的血液循環也會因此變順暢。

而且，姿勢一正確，你的肺臟就有更大的空間容納更多氧氣。

你或許會感到意外，**事實上腦也因此變得更加活躍**。

腦和腳之間的資訊交換變得更加頻繁，而腦也忙著處理這些資訊。

我想，或許有人會以為，大步走路時，必須採取「正確的走路方式」。但是，比起正確的走路方式，各位更需要**先嘗試實際擴大步幅走路**。假如步幅很難擴大，應該是存在什麼原因。

比方說，或許是你有駝背、走路總是低著頭。這種時候，抬頭挺胸，視線看著正前方走路試試。如果你的雙腳能夠順利向前邁步，就沒有問題。我不是叫你突然就大步走。只要步伐多一個拳頭大的距離就足夠。

當然，假如你能夠跨出更大步，那就大膽嘗試。如果你覺得有困難，只增加幾公分的步幅也無妨。能夠擴大一至兩公分，也是很大的進步。

只要大步走路，就會發生這些好事

話說回來，我進行「步幅研究」的開端，其實是因為「走路慢的人，未來愈需要照護，也愈容易早死」。

但是，為什麼會這樣，我們不曉得原因。所以我想找出答案。

如同前面提過的，我先把步行速度分成「步幅」和「步調」來思考。

接著，我著手調查它們與需要照護的主因——也就是失智症，以及發病前期的認知功能衰退之間的關係。

結果顯示，「步調」與認知功能衰退之間，找不出明確的相關性。

但是，「步幅」與認知功能之間，卻存在明確的因果關係。

與「步幅寬（大步伐）的人」相比，「步幅窄（小步伐）的人」多半容易罹患失智症，或出現認知功能衰退。這一點我在第一章已經講過。

步行是最簡單的運動。只要有心，走路時就能夠擴大步幅。而光是像這樣大步走路，就可以一口氣獲得多種效果。

實際請教那些身體力行的人，我得到以下這些回應：

「腰腿變強健」、「變得不易疲勞」、「我發現走路速度變快了」、「血壓和血液相關數字獲得改善」、「皮膚變得有光澤」、「變得很有活力」、「外出成為愉快的事」，諸如此類。

不只是肌肉，許多人都有自覺自己的心肺功能、血管、血液狀態等，出現各式各樣的改善效果。而且也不是只有生理上的好處，也有很多人實際感受到心理、社會方面的滿足。

只要大步走路，就能夠**提升生理機能與生活品質，促進社會參與，最後成功預防「失智症」與「認知功能衰退」**。

大步走路，真的就會看起來變年輕嗎？

多數實踐者最津津樂道的，就是**「回春」效果**。

我對高齡者進行健康指導時，也親眼見證過實踐者們逐漸變得開朗有朝氣。

最主要是因為他們的姿勢變好了。光是這樣就完全改變了外表給人的印象。

走路時頭抬高，也讓人感覺表情變得開朗。

身處在健康指導第一線，我經常遇到下列情況——大步走路的人，走著走著漸漸露出笑容。

這對於身為研究者的我來說，是相當寶貴的經驗。

突然叫你「笑一個」，一般人很難自然而然笑出來。可是，很多人在大步走路時，都會笑出來。就算不是放聲大笑，大部分的人也會自然面帶微笑。

這是為什麼呢？

因為姿勢變好了，胸腔變寬闊，肺臟就能夠提供更多的氧氣給腦？

因為自律神經的平衡改變，交感神經處於優勢？

上述理由都還只是推測，我無法在此給出明確的答案。不過，大步走路使男性變得更健康且精明幹練，女性變得更年輕漂亮，這些都是不爭的事實。

步幅只要增加五公分，就能夠回春五歲；增加十公分，就能夠年輕十歲。
這是我看過許多人的案例之後得到的印象。

刻意跨大步就沒問題

高齡者之中，有些人走路是快速邁著小步伐移動。也就是步幅窄、步調快的人。

本書不討論「步調快慢」。

因為「步調」與「認知功能衰退」之間看不出因果關係。

在確認我們的腦是否健康時，最重要的是「**步幅能否擴大**」。

以目前來說，即使步幅過窄，只要刻意大步走路，就能夠改善。

步幅「窄」的人罹患失智症的風險比步幅「寬」的人高出兩倍。

這是根據大規模調查得到的結果。而根據這項事實，又可以得到以下的理論——

刻意大步走路，就能夠大幅降低失智症的風險！

那麼，步伐實際上到底要多大比較理想呢？

這項研究使用的步幅區分方式，如三十五頁的圖所示。

這項研究資料指出，「小步伐者」只要能夠達到「中等步伐者」的程度，就能夠使失智症的風險減半。

順便補充一點，假如根據七十、八十、九十歲的年齡，區分步幅大小，「小步伐」與「中等步伐」的差距大約是十公分左右。

也就是說，**只要步幅增加十公分，失智症的風險就能減半**。

覺得很難增加十公分的人，只要增加五公分，也能夠獲得足夠的效果。

「步幅不一致」是倍受矚目的最新研究

事實上，關於「步幅與認知功能」的研究，還有一項重要的結論。

那就是——**「步幅大小不一致的人」代表認知功能有問題**。

我們的最新研究是針對居住在東京都內的一千兩百四十人，使用足底壓力分布測量儀，觀察腳每一步的狀況，看看腳是如何離開地面、如何著地等。

其中，假設平均步幅六十五公分的人，步幅突然變成五十五公分或七十五公分，可視為「步幅改變」。

而研究指出，步幅改變愈大的人，認知功能愈差。

為什麼會發生「步幅改變」呢？

一般認為原因是腦發生異常。

儘管我們沒有察覺，但腦與腳之間，不斷地在進行資訊交換。「步幅穩定」或「步幅維持一定的大小」其實是相當困難的事，必須持續不停且正確地交換資訊才行。

也就是說，一步步的步幅出現變化，是因為腦與腳之間的神經迴路，有某處的資訊交換受阻。

步伐小，代表腦有異狀

不只是步幅改變，每一步的步幅變窄，也被視為是基於同樣原因。

也就是**腦部發生小小的異常，並表現在腳上**。

當然也有些人是因為肌肉或內部感應器有問題，因而無法大步走路。

還有些人是因為骨頭問題、疼痛、眼睛或耳朵的疾病，所以步幅變窄。

但是，「腦部異常」導致步幅變窄，這是不容顛覆的事實。

事實上，國外也有人發表「步行與腦部異常」的相關研究成果。

近年來，相關領域的研究也愈來愈多。

「步行速度與腦前額葉的大小有關」、「步行速度、步幅與腦白質病變、無症狀腦梗塞有關」、「步行速度與特定腦部位的葡萄糖代謝有關」等，這些新的研究結果相繼發表。

也就是說，步行與步幅能夠顯示腦部的異狀。

反言之，**只要你可以刻意跨大步伐走路，就證明你的腦能夠正常發揮功能**。

話說回來，你的步幅大約是幾公分呢？

你真的有辦法增加走路的步幅嗎？

0 1 2 3 4 5 6 7 8 9 10

你的「步幅」OK嗎？

在三十六頁介紹過，我們可以利用生活中的東西測量步幅，當然你也可以拿尺量更精準。

本書設定的標準是男女皆為六十五公分。

你也可以根據年齡設定不同的數字標準：

性別	65歲	70歲	80歲	90歲
男性	82公分	79公分	74公分	69公分
女性	75公分	73公分	68公分	64公分

即使你沒有做到這個數字，也不用覺得悲觀。只要步伐能夠比現在大一點，就沒有問題。

你能夠刻意增加幾公分步幅，大步走路，就表示你的腦與腳之間正在進行資訊交換，而且你的腳能夠對腦的指令做出反應。

步伐大（步幅寬）的人與步伐小（步幅窄）的人相比，走路方式明顯不同。

步幅六十五公分以上的人，是用腳跟著地，走路很有氣勢。

相反地，步幅只有四十五公分左右的人，是以整個腳底著地，走路像是拖著腳走。這兩種人走路的氣氛看起來就不同。

另外，步伐小的人身體會向前傾。手臂擺動幅度也小，感覺擺動範圍只到身體的前方，也就是不出邁步的範圍。

還有一些人走路是彎著腰，踏步很用力。這種人多半是長年務農。但只要能夠好好

步幅寬的人看起來健康年輕

先以腳跟著地

膝蓋伸直

手臂確實擺動

姿勢良好

走路有氣勢

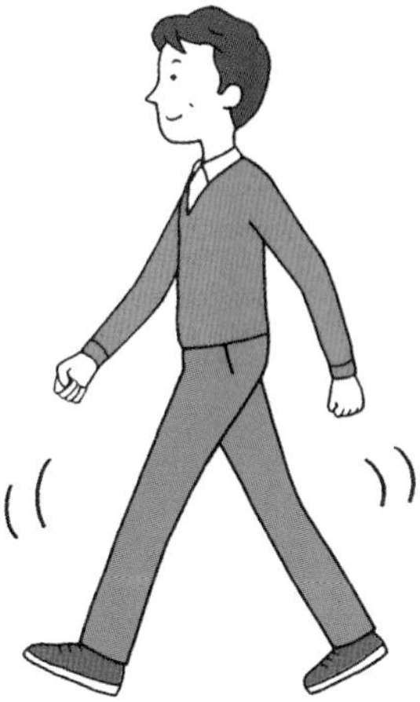

步幅窄的人外觀也吃虧

用整個腳底貼地走路
（或是拖著腳走路）

身體前傾

有點低著頭

手臂擺動的幅度小

一步步有氣無力，給人沒精神的印象

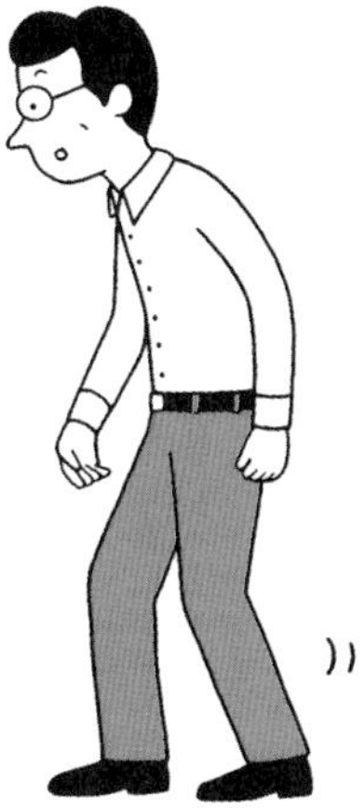

走路，就不會有問題。

事實上，這類人如果請他們「每一步走大步一點」或是「走快一點」，他們通常也能夠毫無困難地做到。

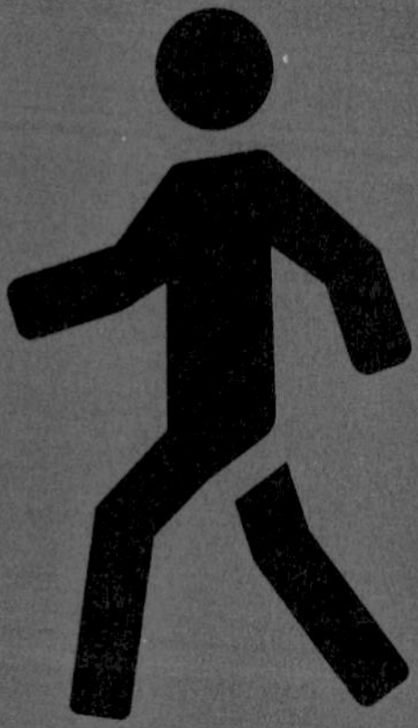

第4章

刺激腦的
正確走路方式

大步走路比想像中困難？

對於年輕人或腰腿有力的人來說，大步走路並沒有什麼難度。但是對於高齡者，以及腰腿無力的人而言，卻意想不到地困難。

事實上我在演講等場合，也聽過有人大喊：「（大步走路）辦不到！」

踏步那瞬間，人是以單腳站立。對於高齡者來說，這樣很可怕。

各位請想像自己走在積雪滑溜的路面上。

我們因為害怕滑倒，所以往往會小步快速移動。

我們會在不自覺間，縮短單腳站立的時間，延長雙腳站立的時間。

而高齡者小步走路，也是基於同樣原因。

步幅一旦加寬，單腳站立的時間就會變長，很容易因此站不穩。

一兩步還勉強可以保持平衡，問題在於走路的距離拉長之後，不穩的情況也會益發明顯。

走路的節奏也會變得很奇怪，甚至有人會同手同腳，或無法跨出下一步。

勉強自己繼續走下去的話，往往就會失去平衡跌倒，或是腳痛。

為了避免這種情況發生，我想在這裡介紹「大步走路的訣竅」。

走路的訣竅① 給跨大步就會失去平衡的人

最重要的是底下提到這兩點。只要記住這兩點，就能夠走得很順利。

❶ 肛門收縮

要跨出一大步時，雙腳往往會向外開。變成外八字的姿勢，身體的軸心也會左右大幅擺盪。

要防止這種情況發生，訣竅就是把肛門縮緊。透過這個動作，能夠讓你的骨盆直立（請參考九十八頁）。邁步前先縮緊肛門，再跨出那一步。你踏出的步伐就會筆直朝前，也能夠減少身體的晃動。

步行時，如果太過把注意力放在肛門，大腿就會過度用力，反而很難走路。邁步之前或想到時收縮一下，才是祕訣。

❷ 手臂向後拉

走路不是用腳帶動身體往前進，而是利用手臂的擺動，將身體向前帶。

跨大步幅走路的訣竅

基本

肛門收縮

手臂大幅度往後擺動

習慣之後

先以腳跟著地

背部挺直

膝蓋伸直

用骨盆移動

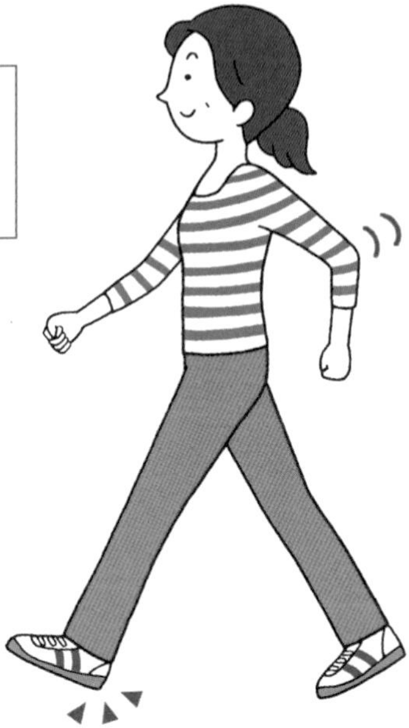

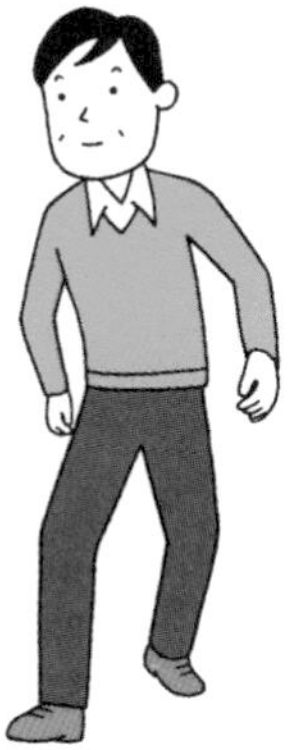

NG

駝背，視線朝下
（走路時上半身前傾）

手臂往前大幅擺動，身體跟著擺盪
腳想要跨大步，就會變成外八的走法

↓

身體左右晃動，失去平衡

聽到我說「要擺動手臂」，多數人都會把手臂向前揮。

因為背後有肩胛骨，手臂很難擺動到後面。

但是，手臂大幅往前揮，就會把重心往前帶，造成上半身前傾，或是左右大幅擺盪，步幅也就因此無法擴大。

相反地，手臂大幅度往後拉，使腰部扭轉，腳才能夠更順利地往前邁出。

走路的訣竅② 給無法掌握時機的人

有些人即使想要大步走路，卻無法踏出第一步。

針對這樣的對象，我建議採用這個方法。

步幅無法成功擴大的人可以這樣做

原地踏小步，接著跨出去

不用著急也沒關係。用不著突然就跨出一大步，只要這一步比平常再大一點就好。

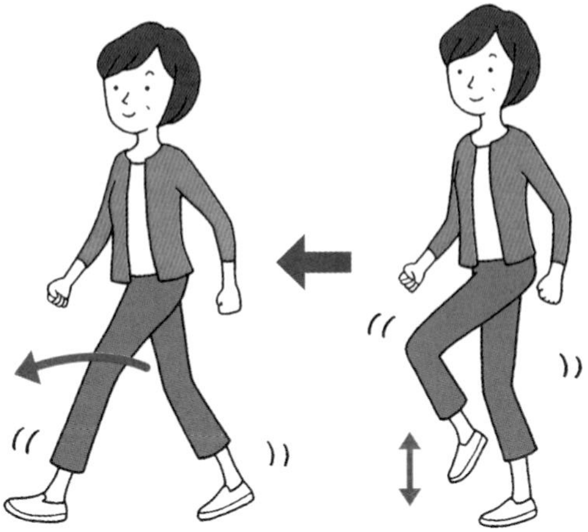

「一二、三」的第三步大大跨出。

「右左、右」、「左右、左」的第三步跨大步一點，接下來就能夠大步往前走。

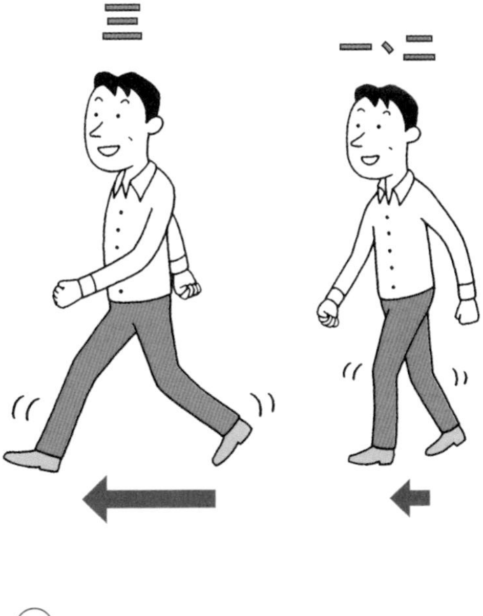

❶原地踏兩、三步小步之後，再跨出一大步。

這個方法有點像在助跑。

這麼一來，就能夠順利邁出第一步了。

❷用一二、三的節奏在第三步跨出一大步

以「一二、三」、「一二、三」的節奏，在數到三的第三步大大跨出去。

或是「右左、右」、「左右、左」這樣左右輪流跨大步走路，就能夠養成跨大步的習慣。

走路的訣竅③進階篇

已經能夠成功大步走路的人，我推薦下列的走法。

❶ **背部打直**

上半身前傾或駝背的話，就無法大步走路。

背脊挺直，胸口打開，就能夠邁出步伐。這時別忘了收下巴，視線向前。

走路時，想像自己的頭頂有一條線往上拉著。

❷ **膝蓋伸直，以腳跟先著地**

膝蓋伸直走路，步幅就會變大。

腳跟也能夠先著地。

但是膝蓋會痛的人請不要勉強。

❸ **用骨盆移動**

走路時不是把胸部向前推出，身體的重心要放在骨盆上。

骨盆盡量不要上下左右傾斜，走路時腰部要打直。

還是辦不到的人建議採用終極練習法

前面花了很多篇幅談「走路方式」。不過，如果你走路時太在意走路的方式，反而會走不好。

人類的身體很奇妙，腦子想太多「我要走路好看」、「我要用腳跟先著地」諸如此類的話，身體反而會很彆扭。

首先要做的不是「正確走路」，**只要注意擴大走路的步幅就好**。你只要想著「我要擴大步幅」，自然就會抬頭挺胸，伸直膝蓋，也會用腳跟先著地。

走路的訣竅還有一個，就是只練習擺動手臂。腳不動，只擺動手臂試試。

此時先把手肘整個往後拉。

背脊挺直立正站好，肩膀不要大幅度前後晃動，向後拉的只有手肘。

成功做到之後，再配合手臂的擺動，原地踏步。

節奏掌握得宜的話，就可以開始走路。

只要步伐比平常再大一點就好。邁出一步試試吧。

慢慢放大步幅就好

放大走路的步幅時，不需要一次就跨一大步。**只要增加五公分左右即可**。

能夠以這個步幅走路之後，再逐漸增加到七公分、十公分就行了。

一口氣增加太多的話，很可能會膝蓋痛或跌倒。

增加的步幅也不必精確測量。**只要感覺「稍微大一點」就可以。**

等到擴大的步幅走順之後，就再增加一點試試。

這樣反覆練習，步幅就會愈來愈大。

有腳痛、腰痛問題的人，千萬不要勉強。

導致疼痛的原因有很多。如果是在疼痛發生的急性期，基本上就應該靜養。

如果是有慢性疼痛的人，請根據自己的狀況擴大步幅。我也推薦在泳池裡進行水中漫步訓練。

一開始只增加一公分也沒關係。重點不是增加多少公分，而是嘗試擴大步幅。

假如你還在找藉口說「我○○痛」所以不肯活動，這樣的生活過久了，不只是你的腰腿會老化，你的腦袋也會老化。

於是你的步幅會變小，或走路時無法踏穩腳步。

只多一公分也無妨！

把自己的指令傳送到腳才是重點。

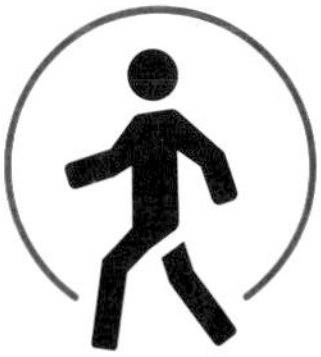

以「有點難走」的感覺邁步前進

心臟在一定時間內跳動的次數，稱為「心跳速率（心跳率）」。

每個人的心跳速率根據年齡和性別而不同，大致上是每分鐘六十～七十次左右。

進行「程度有點吃力」的運動時，心跳速率會上升到一百二十～一百四十左右。

大約是平常的兩倍，不過運動時，這樣的強度最為理想。

擴大步幅走路也是，必須持續以「有點吃力」的感覺進行。

雖說也要看年齡和身體狀況而定，不過通常感覺走路走到「很吃力」、「很難受」，就是過頭了。

一旦覺得「吃力」，你的步幅就會恢復以往的大小，減速慢行或選擇休息。

因此，平常缺乏運動的人只要用「感覺舒服」的步伐大小與速度前進即可。

時間短也沒關係，刻意大步走就好

關於理想的運動量，有個放諸四海皆準的標準，就是**一週進行一百五十分鐘以步行為主的中強度運動**。

亦即每天大約步行二十分鐘。

以我的經驗來說，二十分鐘持續大步走路，或許並不輕鬆。所以可以先從五分鐘、十分鐘開始。**時間短也無所謂，走路時的步伐大小才是重點。**讓腳做出與平常不同的活動，能夠大幅刺激腦與身體。

走路的時間用不著特地規劃。利用通勤或購物時順便做也可以。平常走路時，刻意大步走也就夠了。

我的建議是，一走出家門就把步幅擴大。畢竟走久了會累，所以要趁著還有精神的時候大步走路。

在住家附近走路會遇到熟人。讓他們看看你活力十足的走路姿勢，也會成為走路的力量。

會有很多人對你說：「你看起來很有精神」、「發生什麼好事了」，而這也將成為你進步的動力。

我也建議走路時要配速。

比方說，你可以大步走三分鐘，接下來的兩分鐘以普通的步幅走。

時間的分配沒有一定。各位可以自行決定。

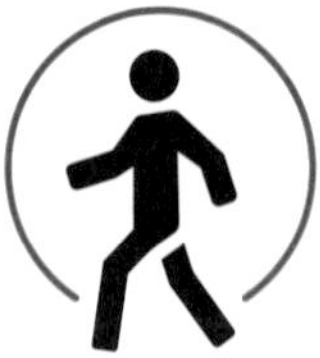

我因為大步走而變時尚了？

走路的服裝，還是以方便活動為佳。

最神奇的是，即使穿著同樣衣服出門，只要你抬頭挺胸大步走路，看起來就會比以往更有精神，甚至可以年輕十歲。

有人說：「大步走路就會變時尚。」從活化腦的角度來說，這也是好事。至少你會開始思考：「我穿這樣適合嗎？」照鏡子確認自己的外觀，活力充沛地外出購物。

這麼做，就是對腦很好的刺激。

鞋子也是重點。

我不推薦涼鞋、高跟鞋、鞋底會滑的皮鞋等。

最好是選擇徹底包覆腳跟的鞋子。

大步走路，自然就會以腳跟先著地。

腳如果會在鞋子裡滑動或左右摩擦，腳會痛。

所以請務必選擇鞋底柔軟、尺寸合腳的鞋子。

最理想的還是輕量柔軟的運動鞋或慢跑鞋。
你也可以加上鞋墊使鞋子更合腳。
擔心膝蓋的人，可以加上足弓支撐器，就能夠減輕腳的負擔。

注意「坐姿」，步幅就能變大？

坐姿不好的人，走路姿勢往往也不好。
如九十八頁的圖示，骨骼就是我們身體的地基。
最理想的狀態是坐下、站立、走路時，**骨盆都保持直立**。
骨盆如果後傾，腳就很難向前踏出，這點各位應該曉得吧。

我們處於長時間坐著的生活型態。

不良姿勢一旦養成習慣，站立時也會顯現出來。

各位試過就會知道，為了保持正確的坐姿，我們需要用到幾塊肌肉。

背肌、腹肌、軀幹肌肉、核心肌群（深層肌肉）沒有發揮作用的話，姿勢就不會正確。

有時姿勢只會正確幾分鐘，你很快又會偷懶。

也就是說，「保持良好坐姿」本身就是一種肌肉訓練。

長時間維持正確姿勢，需要足夠的肌力。只要坐姿正確，不是懶散的姿態，就能夠達到有效的肌力訓練。

這也關係到步行時的姿勢與雙腳移動。

請留意自己平常的姿勢

你的站姿和
坐姿如何呢？

駝背，骨盆後傾時，腳就很難向前跨步。

骨盆直立，腳才能夠自然且順利地跨大步。

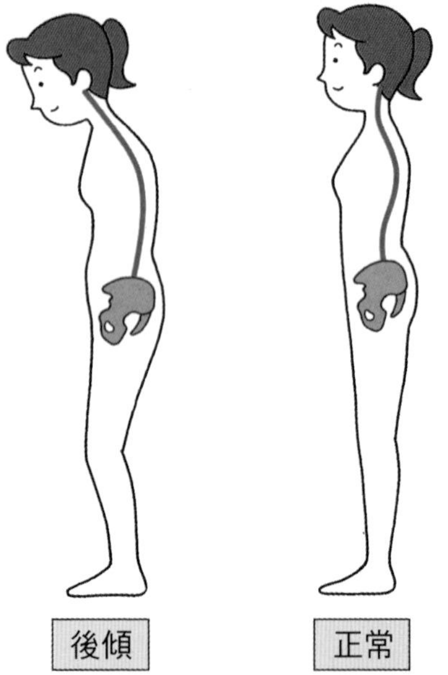

坐著時，也要養成骨盆直立的習慣。試過之後你會發現這個動作很吃力，不過這也是一種肌力訓練。

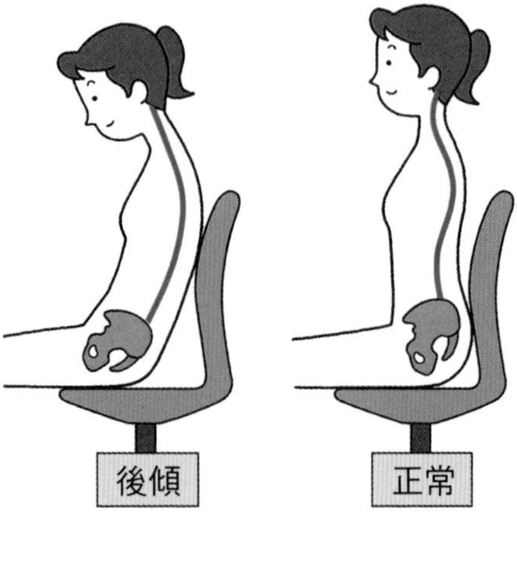

大步走路就能達到訓練大肌群的效果！

大步走路不只是用到雙腳肌肉，也確實用上了腹肌和背肌。
擺動雙臂的動作則是用到上半身。
而為了保持下半身與上半身的平衡，軀幹與核心肌群也必須保持緊繃。

因此，**大步走路就是運動量相當足夠的肌力訓練**。

各位聽過北歐式健走（Nordic walking）嗎？
那是一種雙手拿著健走杖協助步行的走路運動。
進行北歐式健走時，手臂要大幅擺動，步伐要大，因此運動量比一般走路高約兩成。

各部位的肌肉並非單獨活動，而是彼此互相連動。

再加上腦與身體各部位之間，是透過神經迴路交換大量資訊。

所以光是增加幾公分的步幅，就能夠促使更多肌肉活化，大幅提升全身的活動量與腦的資料處理量。

「**大步走路比無用的肌力訓練、更能夠有效訓練腦力**」。

任何人在任何時候開始，都不會太遲

指導高齡者走路時，我經常看到他們在剛開始的一分鐘步幅會比較大，但很快又回到原本的小步伐。

一方面也是習慣的緣故，不過一般來說，高齡者因為腦的資訊處理能力與心肺功能差、肌肉量少，因此很難持續大步走路。

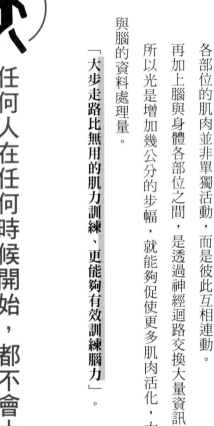

但是，只要反覆練習，身體就會記住。

腦和身體各部位之間的資訊往來也會更流暢，肌力也會增加，心肺功能也會跟著提升。

有些人無法大步走路，不過這不要緊。走著走著，步幅就會變大。步幅雖然會隨著年齡增加而縮小，但別因為「年紀大」就放棄。

一發現「啊，我的步幅變小了」，就把它擴大。

最重要的是能夠注意到自己的改變。

另外，願意嘗試修正也很重要。

這個反覆練習能夠幫你活化腦，遠離失智症。

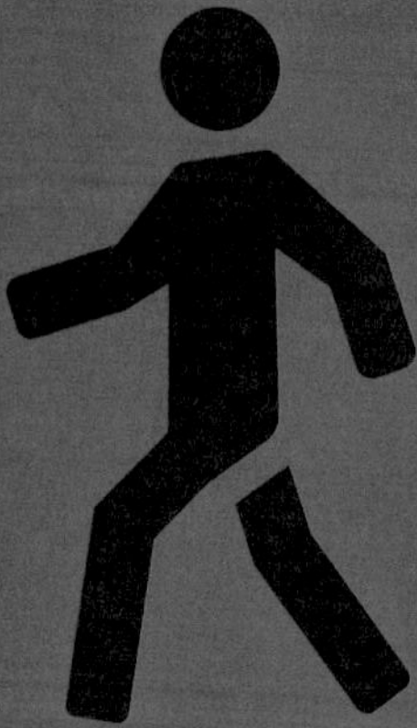

第 5 章

從腳看出腦的異狀，現在補救還來得及

走路漫不經心會出問題

我認為，步幅變窄、步幅不一致，或許都是因為走路漫不經心所導致。

話雖如此，走路漫不經心也是無可避免。畢竟步行對我們人類來說，是非常不經意的日常動作。

但是，只要我們在走路時稍加注意，就能夠察覺到「腦的異狀」。

我堅信，**只要記住「大步走路」、「保持一定的步幅」，腦就有可能重生**。原因在於，腦具有驚人的適應力。

各位都知道，腦細胞會隨著年齡增長而遞減。比方說，資訊處理能力、記憶力等，過了二十幾歲的巔峰期之後就會開始走下坡。

雖然如此，但我們也知道透過經驗獲得的腦力則可以提升，不受年齡影響。

維持或提升腦力，需要以下這兩項：

一是**盡早注意到腦的異狀**。

另外一個是**別放任腦力（能力）衰退**。

這兩項是我們能夠自主做到並改善的。

步幅是觀察腦部異狀的參考值

我認為，**發現腦部異狀最簡單的方法，就是注意「步幅」**。

年過四十之後，有些人會抱怨：「真討厭，看到名人的臉卻說不出名字。」這是每個人身上都會出現的老化現象之一，還稱不上是腦有異狀。當然也還不到需要擔心是否為「輕度認知障礙」（MCI）、「失智症」的等級。

我在前面也提過，日本現在患有失智症的人口約有四百六十二萬人，把可能發病（目前是MCI）的人也囊括在其中的話，據說可高達八百六十萬人。即使還不到這個階段，我們**也有辦法察覺腦有異狀**。

而**當作評估標準的，就是「步幅」**。

頭（腦）與腳位在身上相距最遠的兩處。可是，**也正因為相隔最遠，反而能夠看出異常**。

我是這麼認為，於是著手深入研究腳與腦的相關性。

近年來，國際間發表的研究成果，也證明了我的假設。我舉其中一例來看。

- ■小步走路的人有**腦梗塞**＊的傾向。（＊注：腦梗塞是腦中風的其中一種類型。）
- ■步行速度慢的人，大腦的前額葉出現**萎縮**。
- ■步幅窄的人，大腦的運動皮層出現**萎縮**。
- ■步行速度愈慢的人，大腦的前額葉與後扣帶回（或稱後扣帶腦皮質區）的**葡萄糖代謝**愈顯衰退。
- ■步行速度愈慢的人，阿茲海默症的成因物質**β類澱粉蛋白**愈容易在腦內堆積。

針對這些腳與腦的關係，有人在二〇一四年提出「**運動認知風險症候群（motoric cognitive risk syndrome）**」這個名稱。

「運動」是指腳的活動，「認知」是指腦的活動。

意思是，**步行速度慢，加上出現認知功能衰退症狀的話，失智症發病的風險就會**

提高。

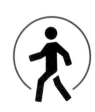

也就是說，腳扮演著關鍵角色。

失智症早在二十年前就蠢蠢欲動了

現在愈來愈多人罹患的失智症，我認為**各位還來得及防患於未然**。

我強烈希望每個人都可以阻止失智症發生，並且直到臨終之前都能夠獨立生活，無須照護。

因此，我持續研究「老年醫學」這塊領域。並提出「**只要大步走路，就能夠大幅降低失智症風險**」的假設。

阿茲海默症*是從什麼時候開始的，各位知道嗎？（*注：阿茲海默症是失智症的其中一型。）

情況當然因人而異，不過一般認為失智症會潛伏二十年左右才發病。

也就是說，七十歲發病的人，其實早在五十歲時就已經有徵兆了。

最有力的假設認為，早在失智症發病的二十多年前，腦已經出現變化。β類澱粉蛋白的堆積、突觸出現異常，Tau蛋白引發神經細胞受損。其結果就是造成腦萎縮，認知功能衰退。

最後自己無法處理身邊大小事，上醫院檢查才發現罹患了失智症。

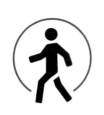

惡化的過程很漫長，因此來得及中途阻止

很遺憾，目前的醫學無法根治阿茲海默症。

可用藥物抑制或緩和症狀，但無法完全治癒。

聽到我這麼說，你或許會感到失望。但我提出這些的用意不是要讓各位絕望。

我是為了要普及對失智症患者展現人道尊重的照護方法。

如果你離失智症發病不遠，還有辦法挽救。

我想表達的是，你還有很大的希望與可能性。

失智症這種病，必須花很長的時間緩慢惡化。

也正因為潛伏期很長，在惡化過程中，只要做些努力，就能夠延緩惡化的速度，延後發病的時間，或者甚至有可能讓腦恢復正常狀態。

因此，只要注意到腦有異常，就要盡快採取對策。

言下之意就是，**一旦發現步幅改變，就要擴大步幅走路**。

不可以拿「年齡」當作放棄的藉口

只要你還在失智症的初期階段，就能夠恢復原本的狀態——這項主張是根據一項二○○八年在美國發表的研究。這份研究的內容相當引人入勝。

阿茲海默症的發生過程，是從沒有認知功能問題的正常狀態，經歷過輕度認知障礙（MCI）的潛伏期之後，惡化到被診斷出失智症的程度。

在這項研究中，提到了處於潛伏期的人，有多少比例會演變成失智症，或是回到沒問題的狀態。

其結果如下所示：

- **五成會繼續處於潛伏期狀態。**
- **兩成很遺憾惡化成失智症。**
- **其餘的三成恢復正常狀態。**

也就是說，如果是在失智症前期，仍有八成機會可避免成為失智症。

而且有三成能夠恢復成沒有問題的正常狀態。這項研究為我們帶來了希望。

怎樣才能夠從灰色變回白色？

要怎麼做，才能夠從潛伏期恢復到正常狀態呢？

要怎麼做，潛伏期的人才能夠繼續維持在潛伏期，而沒問題的人能夠維持原本的狀態呢？

答案之一就是**大步走路**。

注意到自己的步幅變窄，這點也很重要。

當然，方法不是只有這樣。我們研究所研究的是各種健康長壽相關成因，而國內外也有許多研究成果及其相關科學根據。

本章將在盡量不超過頁數的情況下，與各位分享這些內容。

在分享之前，我希望各位務必先知道三個重要前提：

① **有體力**

② **營養均衡**

③ **社交活動活躍**

這三大前提是我們的研究團隊提倡的「**三大支柱**」。不用說這些都是——能夠做到兩個比一個好，三個都做到比兩個好。

不管是體力、營養、社交，能夠三項都達成的人，失智症的風險也就愈低。

現在不開始，吃虧的還是你

「小步伐」的人罹患失智症的風險，是「大步伐」人的二・一二倍。

「大步伐」的人與「中等步伐」的人風險相同。

也就是說，從資料可知，步伐小的人，只要能夠把步幅擴大到中等，就能夠大幅降低失智症的風險。

這些話我在前面已經重複過很多次。既然有這些資料當作佐證，你不覺得試試看也沒什麼損失嗎？

畢竟你需要做的只是大步走路而已。

各位的腦在現在這瞬間，或許也正朝著失智症的方向邁進。

但是，不管腦是否正在惡化，只要大步走路，對腦來說，就有正向作用。

用不著我再次重申，趁早開始大步走路，才是最佳良方。

人生後半段的生病期很長

日本人的**平均壽命**，男性是八十・九八歲，女性是八十七・一四歲。

健康壽命卻是，男性七十二・一四歲，女性七十四・七九歲。

所謂的「平均壽命」是指，剛出生的零歲嬰兒，能夠活幾年。

簡單來說，也就是日本人能夠活到幾歲。

另一方面，「健康壽命」是指無需有人照護，能夠獨立生活的期間。

簡言之，就是自己能夠照顧自己的健康期有多長。

言下之意也就是，平均來說，男性到七十二歲為止都很健康，可是接下來到八十一歲死亡為止的九年期間，**無法按照自己的想法活動、生活必需有其他人協助**。

這段失能期*，男性大約長達九年，女性大約十二年。（*注：依台灣衛福部在二〇一八年的統計，指國人的平均壽命為八十・六九歲，健康壽命為七十二・二八歲，也就是說失能期約為八・四一年。）

平均壽命－健康壽命＝失能期

一如「百歲人生時代」這句口號，現代人的平均壽命正在逐年增長。

儘管這點值得高興，但相反地，各位也必須認知一點——人生後半段等著你的是無法獨立生活的失能期。

訓練腰腿，迎接高齡期

各位追求的，應該都是直到臨終之前不失智的健康獨立生活吧？

想要實現這點，就**不能罹患失智症**。

而想要隨時隨地靠自己的力量行動，就必須**先鍛鍊腰腿**。

能夠同時實現這兩者的，就是**大步走路**。

根據前面提過的步幅研究結果可知，六十五歲時步幅大的人，今後仍會維持大步伐。所以從年輕時就養成大步走路的習慣，對未來比較有利。

你的今天比明天更年輕。

想要開始就趁現在。

年輕人現在就開始大步走路，也沒有所謂太早的問題。

高齡者現在就開始大步走路，也沒有什麼太晚的問題。

一起大步向前行吧！

0 1 2 3 4 5 6 7 8 9 10

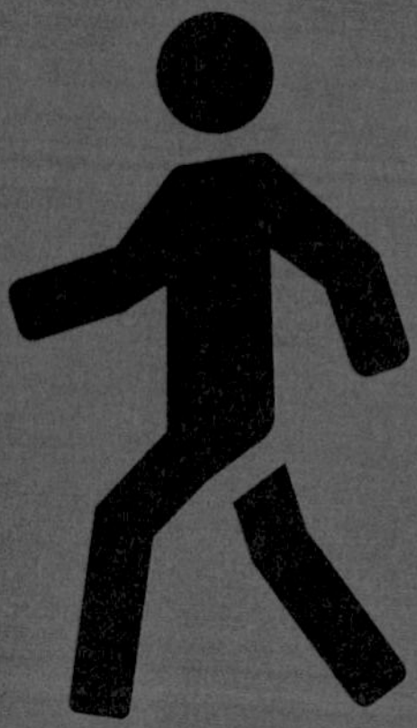

第 6 章

你的腦的現況

腦的構造就是這麼有意思！

我想在本章談談腦的話題。

這些內容可能過於艱澀，不過我會盡量用簡單好懂的方式說明，希望各位讀過之後，能夠了解自己的腦此刻是什麼狀態。

腦與身體各部位之間，持續進行著資訊交換。

腦和脊髓發出的指令，透過神經，傳到身體各處。

現在，你翻開書頁，也是腦對你的手和手指發出指令，才能完成的動作。

相反地，身體各部位的資訊，也會發送到腦。

除了來自眼睛和耳朵、鼻子和嘴巴的資訊之外，來自手腳等的資訊，也會迅速送進腦裡。

資訊不是腦單方面給予，而是腦與其他各部位雙方面互相交換。

據說腦有超過一千億個神經細胞。神經細胞稱為「神經元」，神經元會把資訊傳給下一個神經元，一個接著一個傳遞過去。

每個神經元會伸出很多神經突，神經突就像在互相握手般傳遞資訊。接收資訊的一方叫「突觸」。而腦中有無數類似這樣的迴路。

一個神經細胞有上千甚至上萬個突觸。超過一千億的神經元各自擁有那麼多突觸，因此我們的腦中存在為數龐大的突觸。

這個網格細小的情報網宛如生物般，在腦中發揮作用。

人腦直到死亡之前仍在持續進化

腦功能會隨著年齡增長逐漸衰退。

因此健忘、判斷力與專注力下降，都是理所當然的情況。

這些現象是因為神經元減少或突觸發生異常，使得腦內網路無法順利發揮作用所導致。

但是，即使部分網路出差錯，腦還是能夠發展出新的網路。

這需要一點點的努力。當你感覺腦功能衰退，卻只用一句「沒辦法，上了年紀就是這樣」打發，你的腦網路會逐漸生鏽。

然而，當你給予腦新刺激，腦就有可能維持現狀，或創造出新的網路。

步幅因為年紀大而縮小，也是腦中某處的迴路堵塞，資訊無法在腦網路流通所導致。只要你努力擴大步幅，腦就會為了實踐這點，開創新的迴路。

「大步走路」乍看之下是很單純的動作，事實上卻與腦內多數區域有關係。

為了維持以大步幅走路，腦需要擁有更多迴路，因此整個腦網路都會受到影響。

這也難怪原本步幅小的人，只要願意擴大步幅走路，就能夠恢復原本衰退的功能。畢竟腦的迴路沒有極限。

因此，我主張的「大步走路」，能夠有效提升腦力。

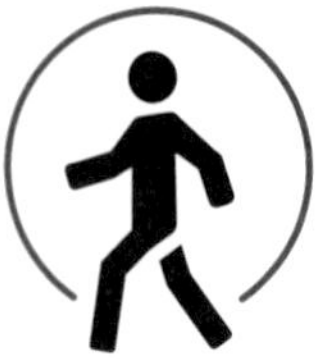

走路能夠刺激全腦

你平常或許沒發現，事實上走路是難度很高的動作。

你要挑對時機閃避其他人與物品，又要應付路面的溼滑或凹凸不平，維持不跌倒的狀態走到目的地。

這麼困難的動作，我們卻做得理所當然。

伴隨機器人工學的發展，機器人已經普遍應用在各種場合，但它們目前仍無法像人類一樣流暢走路。

我有個三歲大的女兒，她經常跌倒。

不是只有腦單方面下指令，腦也會回應來自腳的訊息，並在腦內建立流暢走路的系統。

我看到女兒逐漸學會走路的過程，再次驚嘆於腦的情報系統有多驚人。

回到正題。既然光是一般走路就很難，若再加上大步走路這項條件，就會大幅增加腦的資訊處理量。

如果再加上與其他人一起走路，走路時就需要配合彼此的速度，一邊說話一邊走，腦需要處理的資訊量也就變得更多。

就像這樣，我認為持續給予腦刺激很重要。

腦力會隨著年齡增長而衰退，但不斷地給予新的刺激，不僅能夠讓腦維持現狀，還能夠獲得新能力。

我們的腦就是擁有如此了不起的力量。

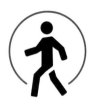

何謂「失智症」？

說到這裡，我們換個話題，說起來，失智症到底是什麼？
健忘症、阿茲海默症、癡呆症……這個病有許多類似的名稱。
而這些名稱與失智症之間，又有什麼不同之處呢？

過去我每次在演講時，總會問到這個問題，卻還沒有遇到能夠仔細解釋的人。

舉例來說，有健忘症的人，就是失智症嗎？
答案是「或許是，或許不是」。
那麼，注意力變差的人，是失智症嗎？
答案還是「或許是，或許不是」。

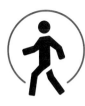

認知功能的「五大領域」，你都沒問題嗎？

判斷是否有失智症，有兩大關鍵字很重要。

第一個關鍵字是「**認知功能**」。

所謂的認知功能，就是支持人類從事知識性活動的能力。我們進行各類型知識性活動，也同時過著社交生活，因此腦必須有能力涵蓋大多數的認知功能。

這裡我將介紹認知功能最具代表性的五個領域。

■ **記憶——記住、回想起事物。**

- **語言——說話、理解詞彙。**
- **視空間——掌握位置、場所等，並做出相對應的行動。**
- **推理與判斷——能夠同時進行多項工作。**
- **社交認知——能夠發揮想像力進行推測，能夠感受情感，產生共鳴。**

這五項代表性的認知功能正常發揮作用時，我們才能夠在這個社會生活。

這些認知功能中，做不到的能力如果愈來愈多，社會生活就會發生困難。例如：健忘會使原本每天看的電視劇不再有趣，或無法理解朋友說的話，或是會在自家附近迷路，或是正在煮東西就外出，或是無法理解他人的情緒。

如果出現這類症狀，的確會影響到日常生活。

而這個狀態就稱為「認知功能障礙」。

我經常聽到大家說：「我不想得失智症。」但各位不想經歷的，其實是「**認知功能衰退**」吧？

最重要的是，配合失智症的預防，在失智症前期階段阻止認知功能衰退的發生。

認識失智症的診斷標準

過去稱為癡呆症的「失智症」，目前是根據以下四個診斷標準所認定（這句話係引用自DSM-5*❶）。（*注❶：精神疾病診斷及統計手冊第五版（The fifth edition of the Diagnostic and Statistical Manual of Mental Disorders，縮寫為DSM-5）。）

A 與過去相比，認知功能明顯降低

B 已先排除是譫妄*❷造成的症狀

C 無法以其他精神障礙解釋

D 認知功能障礙造成生活失能

（*注❷：「譫妄」是因為身體疾病，或某些藥物引起大腦功能急速失調，所導致的急性突發混亂狀態。經常出現在住院的高齡患者身上。）

為了判斷是否符合診斷標準A，必須先從認知功能做確認，包括詢問當事人、家屬、相關人士的意見，看看患者最近在記憶、語言、視空間、推理與判斷、社交認知這五個領域上，是否發生障礙，並以此作為判斷依據，或利用檢查進行定量評估。

診斷標準B的「譫妄」與C的「精神障礙」，都會出現類似失智症的症狀，不過這類精神疾病成立的條件，必須符合「行為無法合理解釋」。

能否獨立生活才是問題

第二個關鍵字是「**生活獨立**」。

診斷標準D「**認知功能障礙造成生活失能**」，是二〇一三年才增列的新項目。

我舉具體的例子說明這是什麼意思。

假設一位女士最近對自己的記憶力有點擔心。她的腦子裡想著：「我要去買牛奶、洋蔥、紅蘿蔔」就出門，到了店裡卻忘記自己要買什麼。

接著她想到：「雞蛋好便宜。」就買了蛋回家。

一到家卻發現家裡有一大堆雞蛋……

遇到這種情況很傷腦筋吧？站在家人的立場來看，他們不免會擔心：「媽媽為什麼老是買一樣的東西回來？」

也就是說，這位女士無法獨自一人買齊必需品，她購物時需要有人陪同。

這就是「認知功能障礙造成生活失能」的狀態。

也就是自己一個人生活會發生困難。

另一方面，也有人同樣擔心自己的記性，不過生活上能夠獨立。

比方說，他會在便條紙寫下「牛奶、洋蔥、紅蘿蔔」。獨自外出採購時，也就不會老是買相同的東西堆在家裡了。

這種情況的人，做了記憶檢查後，或許會被判定為認知功能障礙，卻又因為能夠獨立生活，所以不符合標準D項。因此，不能說是失智症。

失智症的診斷，必須囊括這類社會性的條件，因此認定十分困難。

失智症包括多種類型

失智症分為各式各樣的類型。

最常見的是「**阿茲海默症**」。

每十位診斷為失智症的人之中，約有六人會是這一型。

這類患者會出現腦萎縮，認知功能衰退，無法獨立生活等情況。

第二多的是「**血管性失智症**」。大約每十位之中有二人會是這類型。

主要成因就是腦血管堵塞的「腦梗塞」。堵塞會發生在腦的各個位置，不過最常見的是發生在大腦白質的神經網路上。而堵塞處四周的神經細胞（神經元）就會因此受損。

最近已知有很多人是同時患有阿茲海默症與血管性失智症。

阿茲海默症須耗時二十年惡化發病，因此推估搞不好多達八成都是這一型。

除此之外，還有**「路易氏體失智症（Dementia with Lewy Bodies，縮寫為DLB）」**、**「額顳葉失智症」**等失智症。以罹患比例來說，大約是每十人當中有兩人。

不只認知功能衰退，還會出現運動障礙

認知功能是支撐「記憶」、「語言」、「視空間」、「推理與判斷」、「社交認知」等人類所有知識性活動的能力。

但是，一旦罹患失智症，不只是這類知識性活動會受阻，就連運動機能也會出現障礙。

比方說，「血管性失智症」的特徵是出現平衡感變差、步行步伐變小、動作緩慢等運動障礙。

阿茲海默症與其他類型的失智症也會出現運動障礙，這樣你就明白原因了。「步幅變窄（步伐變小）」可視為是失智症的前兆之一。

當然步幅變窄本身不是運動障礙，而且也不能斷言就是跟失智症有關。但可以確定的是，腦子裡應該出現了小小的異狀。

我要推廣的觀念是——假如你能夠在這個時間點注意到異狀，就有機會阻止異狀繼續惡化。

只要我們努力「大步走路」，就能給腦很大的刺激，創造新迴路，活化腦網路。

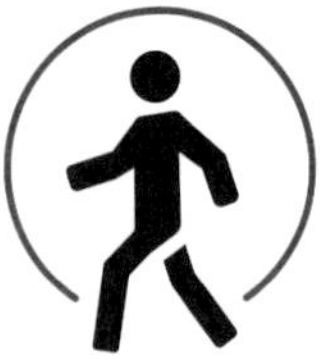

增加腦血流量的重點

遠離失智症，最重要的是，**給予腦情報網刺激。還有就是增加腦血流量**。

腦血流量一旦增加，就能夠有效抑制失智症成因物質「β類澱粉蛋白」的堆積。血液負責把養分和氧送到腦，因此有充足的血液通過整個腦，對於腦的健康來說不可或缺。

想要增加腦血流量，運動仍然是最好的選擇。

這裡所說的運動，需要具備**「快走」、「肌肉訓練」、「體操與伸展」**這三大要素，而我希望各位每天都能夠持續實踐的，就是快走。

快走時，只要擴大步幅走路，就能夠提高運動強度，也能夠提升腦網路的活性與腦血流量。

首先，只要增加五公分的步幅就好。

做得到的人就增加十公分。

做不到的人可以增加一～三公分。

這種小變化，就足以大幅改變你的人生。

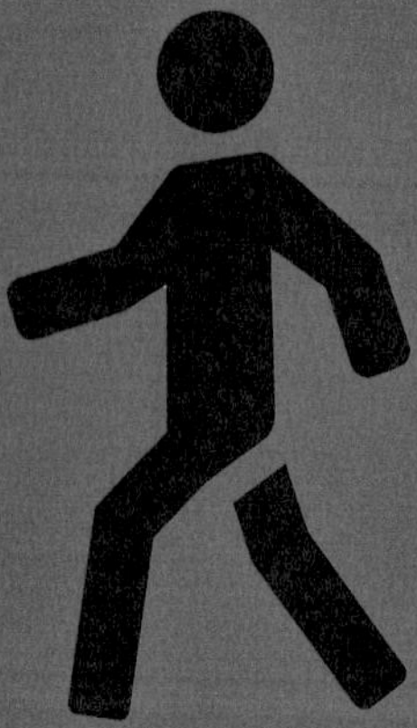

第7章

每天大步走，醫生遠離你

無論幾歲，都能夠鍛鍊出肌肉

大步走路，就能夠降低失智症的風險——

這是我們研究團隊進行大規模調查的結果。資料顯示，步幅增加十公分，風險就能減少一半。

另外，大步走路會刺激腦，敦促腦建立新網路，也能夠增加腦血流量，確保腦的健康。諸如此類的內容，以及腦的構造，我已經在前一章提過。

事實上目前科學家已知，有運動習慣的人、經常走路的人，較不容易罹患阿茲海默症。

本章將帶各位從腦以外的身體部分，看看大步走路的效果。

大步走路需要某些程度的肌肉。

我不是要向各位宣導：「大家一起來練六塊肌吧！」不過可以確定的是，身上最好要有某種程度的肌肉。

高齡者之中，似乎有很多人以為：「我已經老了，練不出肌肉。」

在演講等場合，我一說「要練肌肉」，就會有人說：「我從年輕時就很瘦，而且雙腳無力，所以早就放棄練肌肉了」云云。

沒有那回事。上了年紀也能夠練出肌肉。醫學上也證明了這點。

我們的肌肉每天都在反覆進行合成與分解。

細胞也有「更新週期」。意思是我們身上有一半的細胞會在這段期間更新。不同部位的細胞，更新週期也不同。

骨頭與軟骨細胞的更新週期很長，需要花上幾年到幾十年。

相反地，肌肉組織的蛋白質更新週期為一～兩個月。

肌肉的細胞更新速度是身體組織中相對較快的。

所以現在開始鍛鍊的話，幾個月之後肌肉量就會增加。

除了運動之外還要加碼。最新研究也顯示，只做運動，肌肉量會減少。但是**運動加上補充營養的話，肌肉量就會增加**。

至於好好吃飯有多重要，我將在第八章詳細說明。

0 1 2 3 4 5 6 7 8 9 10

不可以小看跌倒

住院的主要原因通常是生病。不過年紀愈大，也有愈來愈多人是因為跌倒、骨折而住院。

為什麼會跌倒呢？

跌倒的原因是被絆到。但是，年輕人也會被絆到吧。問題就在於，被絆到的時候，你是否來得及跨出一步阻止自己跌倒。如果你在那瞬間跨出一步，就能夠支撐住傾倒的身體。

沒錯，**無法立即跨出一步，才是跌倒真正的原因**。

簡言之，此時發生的情況，就是腦的指令沒有成功傳到腳，或是無法控制肌肉聽令活動。

大步走路能夠改善腦與腳之間的溝通。

也能夠強化腰腿的肌肉。

軀幹也能受到鍛鍊，保持平衡。

甚至腳尖能夠翹高，減少絆倒。

也就是說，擴大步幅大步走路，就是預防跌倒的拐杖。

也能夠預防將來需要照護。

比起肌肉量，更重要的是身體能夠自由活動

一聽到我鼓吹「大步走路」，有不少人都會說：「我的肌肉很多，步幅大小我才不在乎。」

這就是所謂的「肌肉至上主義者」吧。

如同我前面提過，我們需要某個程度的肌肉量，但更重要的是，**能否讓肌肉確實按照腦的指令活動**。

否則即使肌肉再多，沒辦法隨心所欲活動也是枉然。

因此我們的研究團隊做了這項調查。

我們以六百四十九位六十五歲以上的民眾為對象。

分為以下四組，調查「骨骼肌量（肌肉量）」與「身體機能」，是否跟認知功能衰退有關。

①肌肉量正常，身體機能也正常的人
②肌肉量少，身體機能正常的人
③肌肉量正常，但身體機能差的人
④肌肉量少，身體機能也差的人

各位認為這四組當中，認知功能衰退風險最低的，是哪一組呢？

正確答案是①。

風險最低的是①「肌肉量正常，身體機能也正常的人」。

這個答案我們早就料到了。

那麼，風險最高的，你認為是哪一組？

答案是④「肌肉量少，身體機能也差的人」，以及③「肌肉量正常，但身體機能差的人」。

即使有肌肉，身體活動差的人，未來還是有很高的機會罹患失智症。

這項調查結果連我都很驚訝，不過我也因此得到以下的結論：

我們最好要具備某種程度的肌肉量。光是這樣還不能放心。

更重要的是，能否好好活動身體。

也就是能否使肌肉確實發揮作用。

肌肉量在正常範圍也不可以因此滿足。重點是要讓它發揮作用。

而且不是心不在焉地活動，必須有意識地刻意去動。

大步走路就可以當作這種訓練。

而且不會太辛苦，可以每天持續進行，所以我可以說，再沒有比大步走路更好的訓練了。

大步走路也能夠改善動脈硬化

另外我也想談談有關血管的話題。

大步走路的好處之一，就是能夠幫助「**血管恢復彈性**」。

「動脈硬化」就是動脈（血管）變硬變脆的狀態。

各位請想像院子裡澆水用的軟水管。新的水管柔軟且有彈性，能夠隨意彎曲。相反地，長年使用的老舊水管已經變硬，而且到處都有破損，內部也累積了許多污垢。

人類的血管情況也是如此，隨著年紀增加，血管就會失去柔軟彈性，累積污垢。

與血管有關的疾病包括腦溢血、腦梗塞、心肌梗塞等。這些都是攸關性命的重大疾病，而原因就是高血壓與動脈硬化。

我在前面說血管類似軟水管，但事實上血管的構造比軟水管更精密。動脈（壁）有三層構造，由外而內依序是「外膜（外層）」、「中膜（中層）」、「內膜（內層）」。

血管堵塞造成的「動脈粥狀硬化」，就是內膜裡形成粥狀斑塊而逐漸增厚。另外，「小動脈硬化」則是三層構造都脆化，變得容易破裂。

年紀愈大，老廢物質容易堆積，血管本身當然就會失去彈性，容易破裂。

相反地，年輕人、健康人的血管則柔軟有彈性。

最理想的狀態是，血液從心臟打出之後，在柔軟的血管裡像波浪般前進。

而形成斑塊的血管，就很容易堆積血塊（血栓）。

這類血管的血液容易停滯、堵塞。

腦血管一旦堵塞，就會發生「腦梗塞」。堵塞在心臟的話，就是「心肌梗塞」。

另外，失去彈性、變脆的腦血管，因血流的高速與高壓而破裂的話，就是「腦溢血」。

大步走路，伸縮肌肉，能夠刺激到夾在肌肉之間的血管。

外來的刺激可使血管更強壯，找回血管的柔軟彈性。

血管缺乏彈性的人，失智的風險愈高

調查結果也顯示，**血管愈硬的人，認知功能衰退的風險愈高**。我們進行調查的對象是九百八十二位六十五歲以上的高齡者。

這項調查首先是看血管的狀態。血管可分為「柔軟」、「普通」、「僵硬」（往動脈硬化惡化）三組，並且最多耗時五年在追蹤這些人的認知功能變化。結果顯示，與血管「柔軟」者相比，血管「僵硬」者罹患認知功能衰退的風險可高達三倍。

血管「普通」者的風險也比「柔軟」者高出二・四倍。

因此大步走路，保持血管柔軟彈性，就能夠有效預防認知功能衰退與失智症。

一起大步走路，長壽又健康

人一旦失能，無法獨立生活，就需要「照護」。

下一頁圖表中提出的「需要照護的原因」，也是對於「人為什麼無法維持健康狀態」問題的回答。

主要原因是「失智症」。但各位看到這裡，或許已經注意到了吧？

沒錯，**包括失智症在內的多數原因，都可以透過「大步走路」改善**。

需要照護的原因

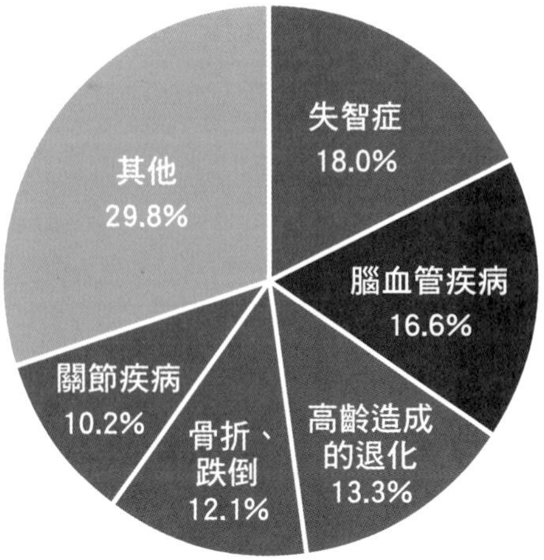

根據日本厚生勞働省（相當於臺灣的衛福部）
平成28年（2016年）國民生活基礎調查

我在前面已經提過「失智症」，所以這裡就不再重複。

另外，本章也針對「腦血管疾病」的原因「動脈硬化」做了說明。

至於「退化」與「骨折、跌倒」，扮演重要角色的也是腰腿的強度，說到這裡，我相信各位應該都明白了。

而我也已經在第一章提過，腰腿強度與壽命長短有深遠的關係。

也就是說，**大步走路，就是實現健康長壽不失智，最重要也最理想的捷徑**。

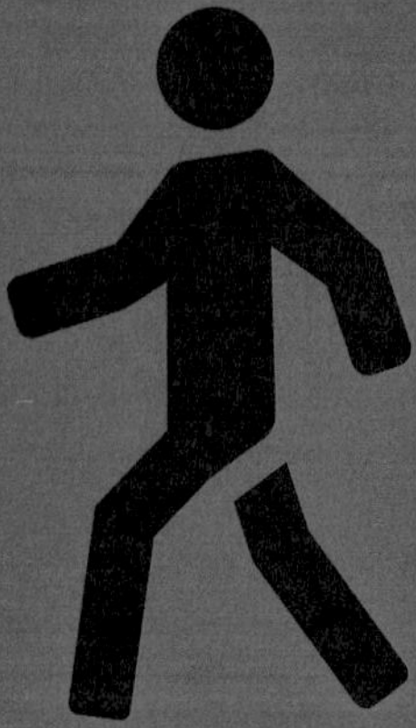

第8章

營養充足的人，罹患失智症的風險愈低

吃清淡，真的對身體比較好嗎？

詢問過高齡者之後，我很訝異他們居然相信「三餐要吃少量而且吃清淡比較好」。

我問他們：「為什麼認為少量清淡飲食比較好？」他們回答：「因為人一胖就會生病。」吃太多加上運動不足，確實會罹患文明病、新陳代謝症候群等。

那麼，吃清淡的人，就不容易罹患失智症嗎？

接下來將介紹我們研究團隊針對一千一百四十九人進行的調查結果。報章雜誌等也有報導，因此我想應該有不少人都知道。

血清白蛋白值與認知功能衰退的風險

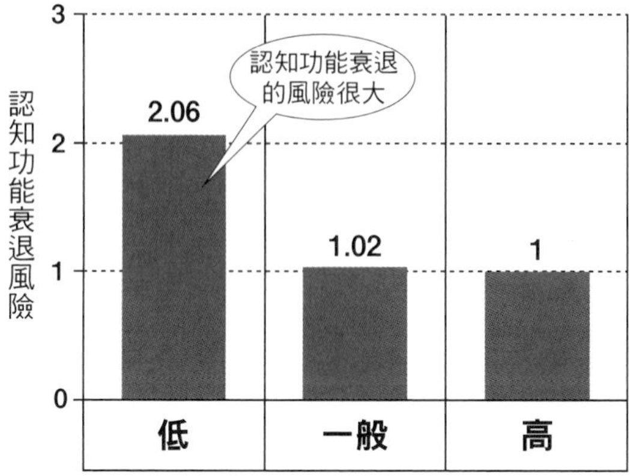

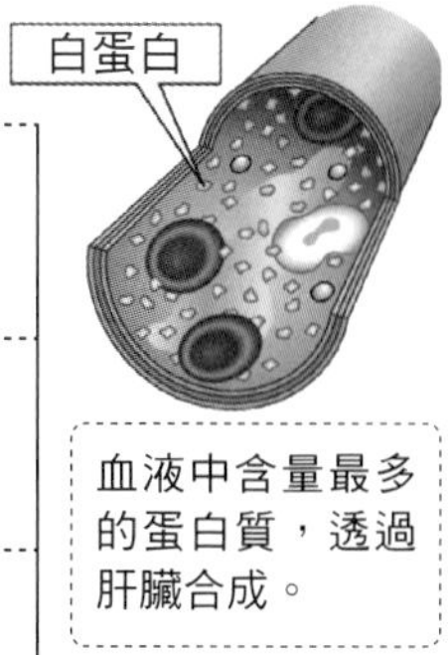

首先，我們進行了血液檢查，了解高齡者的營養狀態。

只要驗血就能知道「這個人攝取了哪些營養」。

在這項調查中，我們檢驗的是血液中的「白蛋白值（Alb）」、「高密度膽固醇值（HDL）」、「紅血球數」這三個項目。

結果發現，三項檢驗結果同樣都是「數值低的族群」比「數值高的族群」有一・八～二・六倍的可能性，更容易出現認知功能衰退。

我想簡單說明一下，高齡者的營養指

高密度膽固醇值（HDL）與認知功能衰退的風險

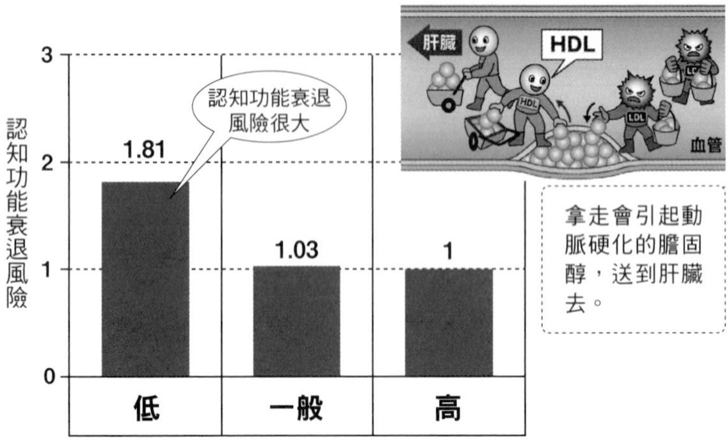

標為什麼是「白蛋白值（Alb）」、「高密度膽固醇值（HDL）」、「血紅素濃度（Hb）」這三個項目。

舉例來說，「白蛋白」是大量存在於血液中的蛋白質，與肉類、海鮮、蛋、大豆製品、乳製品等的攝取狀況有關。

另外，各位熟悉的「膽固醇」，則可用來得知動物性蛋白質與油脂類的攝取狀況。

根據「血紅素量」（紅血球的主要構成要素）可得知黃綠色蔬菜、海藻類、水果，以及前面提過富含蛋白質的食品攝取狀況。

紅血球數量與認知功能衰退的風險

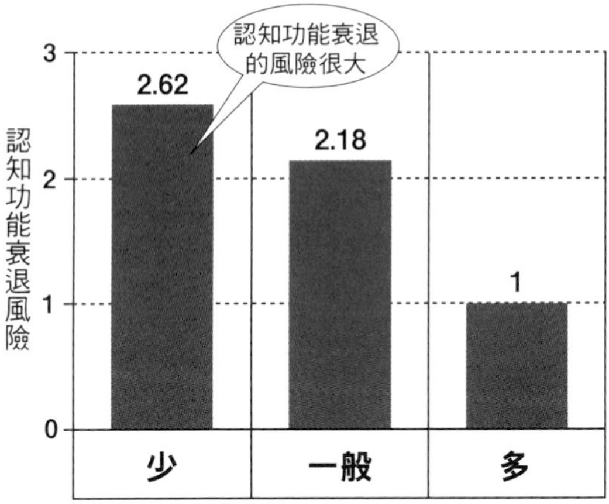

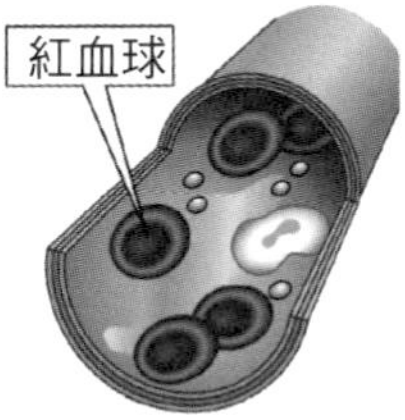

帶著來自腸子的氧，運送到身體各角落的細胞中，同時帶走不需要的二氧化碳。

也就是說，這三大營養指標都會因為特定疾病而產生變動，也與日常生活的飲食有關，所以適合當作掌握營養狀態的參考。

接著，根據這三項檢驗數值看來，即可知道無論是哪個項目，數值低的族群，認知功能衰退的風險都比較高，也就是說**「錯誤的清淡飲食」反而會提高失智症的風險**。

更進一步地，還有這項調查。根據九千三百三十人的資料進行的最新研究顯示，白蛋白數值低的人發生失智症的風險，比數值高的人高出兩倍。

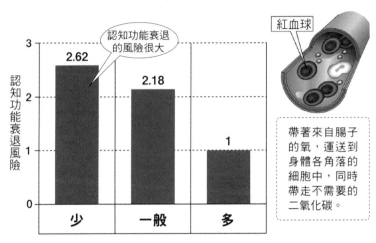

這一點也顯示，**飲食控制若是以蛋白質攝取量為主要減少目標的話，將會提高罹患失智症的風險**。

各位有什麼感想？你是否也感到驚訝？

清淡飲食蔚為風潮，而且很多人認為上了年紀就應該控制飲食，沒想到研究結果卻顯示出完全相反的真相。

事實證明，刻意吃清淡、吃少量的人，反而更容易罹患失智症。

年紀大的人，更需要蛋白質

還有一個真相我希望各位知道的是——**日本所有高齡者都有「營養不足」的狀況**。

白蛋白數值低於四．○g/dl的人，就被認為有營養不足的傾向，而這個比例從二○○三年的八％，到二○一一年已經增加為九．四％。

「營養不足」的高齡者愈來愈多，實在令人擔憂。

因為照理說，**年紀愈大，愈需要攝取營養**。

高齡者如果一直都與年輕時吃相同分量的餐點，肌肉應該會縮水。

因為上了年紀之後，細胞吸收血液養分（蛋白質）的能力也會降低。

年紀愈大，愈不容易長肌肉，所以飲食最好要以蛋白質為主，並且應該好好吃飯，攝取足夠的營養。

台灣衛生福利部食品藥物管理署為了國民的健康，提出了「國人膳食營養素參考攝取量」。如果根據這個標準計算「一日蛋白質攝取量」的話，成年人是「體重（公斤）×○．九（公克）」。

也就是說，體重六十公斤的人，每天必須攝取的蛋白質份量是「六〇×〇・九」等於五十四公克。

然而，高齡者卻是「體重（公斤）×一・〇（公克）」。以體重六十公斤的高齡者為例，就是需要攝取「六〇×一・〇」等於六十公克。

也就是說，**高齡者必須攝取的蛋白質，比相同體型的成年人更多**。

說起來，壯年人與高齡者的考量角度或許必須改變。壯年人該擔心代謝症候群，但高齡者的問題不在於代謝症候群，反而是蛋白質等營養攝取不足，而這才是阻礙健康長壽的原因。

高齡者當中，仍然有很多人以壯年時期的想法，認為自己最好別攝取蛋白質、脂質。結果就是導致「營養不足」狀態，也因此無法維持健康的身體與腦。

高齡期尤其需要留意的是「是否攝取了足夠的營養」這件事。

目前已知靠自己咀嚼食物很重要

有個與失智症有關的研究，相當有意思。

下列兩種人，哪一種人的失智症風險比較高？

（A）牙齒少，但有假牙的人

（B）牙齒少，沒裝假牙的人

答案是「B」。各位應該都猜對吧？

那麼，下列這兩種人呢？

（C）保留較多真牙的人（二十顆以上）

（D）真牙少（十九顆以下），但有裝假牙的人

事實上C和D的失智症風險幾乎大同小異。

也就是說，像B這樣牙齒少卻放著不治療的人，有更高的風險罹患失智症。

這也證明了能夠靠自己咀嚼很重要。

在失智症的預防上，「吃什麼」固然重要，但是靠自己咀嚼也很重要。

確實咀嚼，也能夠刺激腦。另外，還能夠增加流向腦的血流量。

而且，咀嚼時分泌的唾液，能夠幫助消化。

只吃柔軟食物或營養補給品的人最好要知道，不好好咀嚼，會為健康帶來風險。

鹽的攝取量必須注意

另外一個我想提醒的是，鹽分的問題。

避免攝取過多鹽分，是「健康長壽」所不可或缺的重點。

腦出血、腦梗塞、心肌梗塞等攸關性命的血管疾病，皆與高血壓、動脈硬化息息相關。而高血壓、動脈硬化最大的成因，就是鹽分攝取過量。

味噌湯、醬菜、日本酸梅、醬油……這些鹹香的東西自古以來就經常出現在日本人的餐桌上。

近年來有愈來愈多人注重「減鹽（低鹽）」，不過日本人普遍還是習慣重鹹的口味，因此往往攝取過多鹽分。

每人每天的鹽分攝取標準是，男性八公克以下，女性七公克以下。一顆日本酸梅的鹽分大約是二·二公克，早上吃下兩顆，就已經達到標準量的一半。這麼一想就可以知道，多數人應該都攝取過多鹽分了。

值得擔心的是，味覺的舌頭感應器（味蕾）數量，會隨著年齡增加而減少。因此，高齡者往往在不知不覺間，比較偏好重口味。

還有很多人不想做菜，都吃方便食品（注：包括冷凍食品、泡麵等）或外食，而這些食品的高鹽程度也令人擔心。

因此，購買方便食品、罐頭、現成熟食等場合，最好要記得挑選「低鹽」的商品。

另外還有一件事也很重要。就是要**利用運動排出鹽分**。

減少不自覺攝取過多的鹽分固然重要，但把吃下去的鹽分排出去，這種觀念也很重要。

運動就會流汗，對吧？鹽分也會隨著汗水一起排出。
最理想的健康流汗運動，就是中強度的步行。
大步走路，也能夠帶來這種效果。

找到適合自己的健康法則

膽固醇被視為是「健康的敵人」。但是各位知道嗎？為了保護腦，我們的頭部其實有很多膽固醇。

前面已經講過腦迴路的話題，為了保護神經元的神經突，我們需要膽固醇。
除此之外，膽固醇也是製造激素的材料，也用來合成消化吸收脂肪必須的膽酸，諸如此類，膽固醇在體內負責非常重要的工作。

提到這類話題，一般人往往就會誤解成「所以我們要大量攝取膽固醇！」不是這樣解讀的。

我想說的是——膽固醇「也」要攝取。

目前已知，飲食多樣化的人，肌肉量多，身體機能也完善。也已經有不少研究結果陸續證實，多變化的豐富飲食，不僅能夠預防失智症，也是健康長壽的必要因素。

近年來，民眾為了追求健康，經常會注意到最新的研究成果。但我希望各位了解，這種舉動存在著一個陷阱。那就是——研究成果未必適合所有人。因為情況因人而異。

我們每個人的年紀、身高、體重都不同。肌肉與脂肪的生長方式等身體狀態也不一樣。工作與生活風格也不一樣。

當然，飲食和營養狀態、之前罹患過哪些疾病，這些也都不同。對於某些人有益

0 1 2 3 4 5 6 7 8 9 10

的健康資訊，也有可能對其他人有害。

比方說，多變化的豐富飲食對健康有好處，這點縱使毋庸置疑，但，對於糖尿病病友或有消化系統疾病的人來說，他們就必須做到一定的飲食控制。

各位最好要記住，沒有哪個健康法則「絕對」適合所有人。

我不是叫你要「心存懷疑」，你必須自行判斷方法是否適合自己，並且只實踐感覺適合自己的那些就行了。

負起責任實踐自己的信仰

本書提出的「大步走路」這個方法，老實說，也不是所有人都適用。

舉例來說，突然叫一個體重太重的人或缺乏運動的人大步走路，他很可能會腳痛。有心臟病的人突然大步走路，增加了運動量，或許反而會增加心臟負荷。

我用比較委婉的方式說，就是——**大家務必要挑選適合自己的方法**。別只是因為電視在推廣、名人在推薦等理由，就跳進去跟風，這樣很危險。

假如你研究之後覺得「這麼說的確有道理」，就去實踐看看。當你認為「這個很適合我」、「我覺得有效」時，可以繼續實踐下去。「大步走路」也是如此。

以我來說，我是根據大量客觀數據資料，研判這個方法對於多數人來說會有益處，才會帶著自信推薦給大家。希望多少能夠幫上各位的忙。

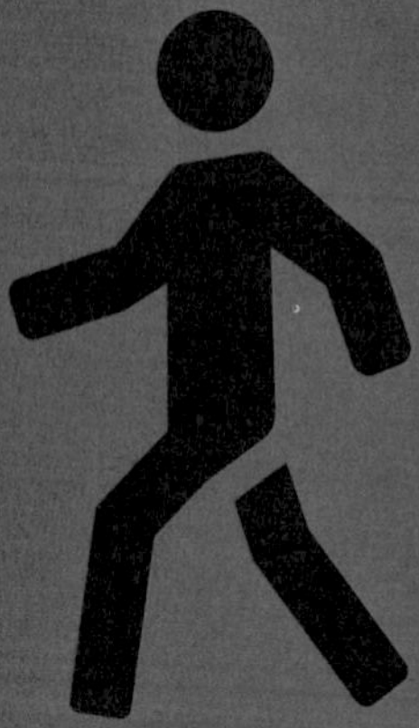

第9章

你的決定將會
大幅影響人生下半場！

長壽又不失智，你需要「三大支柱」

大步走路就能夠實現健康長壽不失智。

這是因為腦和肌肉受到刺激活化，心肺功能與血管狀態也好轉的緣故。

預防失智症最重要的「三大支柱」，我在一一三頁已經稍微提過，這裡我們再複習一遍。

①有體力

②營養均衡

③社交活動活躍

而本章將要談的是第三根支柱——「社交」。

「體力」與「營養」的相關習慣，可以配合自己的心理準備調整。走路的步伐比現在更大步，或是飲食更豐富多樣，都是現在立刻就能實踐。但是，獨自一個人持續做這些事情，實在很辛苦。

想要維持好習慣，需要來自外部的刺激與社會支援。光靠個人的努力，新習慣難以持久，也難以養成。

具體來說，家人、朋友、周遭其他人的目光與支持很重要。因此想要實現健康長壽，少不了社交。

一提到社交，你或許會覺得有難度，不過簡言之就是**創造與人有連結的環境**。言下之意就是要你對社會開一扇窗。

缺乏社會連結，就會增加失智症的風險！

這裡我提供一份驚人的數據資料。

頂尖醫學雜誌《刺胳針》（*The Lancet*）上刊登過一篇研究報告，主題是「社會連結與失智症的相關性」。

在這項研究中，根據婚姻狀況和同住的家人、與孩子、朋友的關係，將社會連結的程度分為以下四組：

①高

②中等

③略低（略缺乏）

社會連結與失智症的發病數

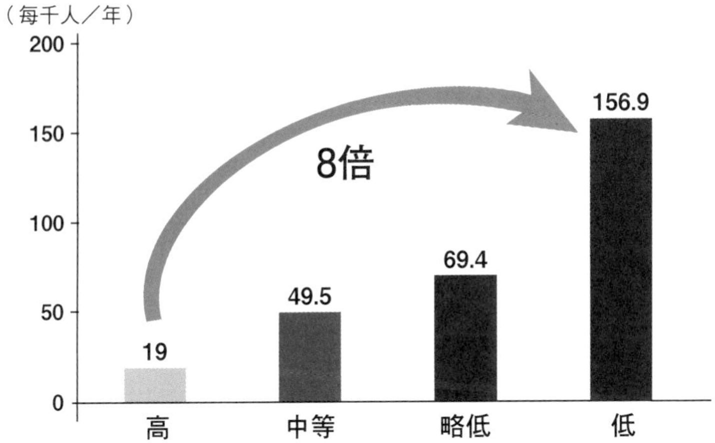

④低（缺乏）

其結果顯示，④「社會連結低（缺乏）」的族群，發生失智症的人數，是①「社會連結高（頻繁）」族群的八倍之多。

附帶一提，②「社會連結中等」是二・六倍，③「社會連結略低（略缺乏）」是三・七倍。

由此可知，**光是社會連結少，就有很大的風險會有失智症**。

各位又是什麼情況呢？你的社會連結夠

高嗎？

各位通往社會的那扇窗戶，是否向外打開呢？

出門，尤其與人交流很重要

社會連結的方法有很多形式。工作、嗜好、志工活動，任何形式都可以。只是去散步、購物、與鄰居聊天也可以。

出門就是社會連結的第一步。

能夠出門就是很大的一步。

出門，就會活動到身體。

光是出門也是運動。活動身體，肚子就會感到飢餓，也就會重視飲食。

另外，出門就會與人往來，也會產生交流。受邀吃飯或許就是攝取多樣化食物的契機。

與人交談、觀賞或聆聽作品演出，都是在用腦，這些舉動能夠活化我們的腦。

一個人獨自外出也可以，與家人朋友一起，腦受到的刺激會更多。

同時進行多項工作的行為，稱為「多工」，而與某個人一起走出戶外，也可算是如假包換的多工。

在這種情況下，你必須保持一定的步伐大小，聽對方說話，思考適當的回答並化成言語說出來。這些行為加上交流，腦就會以超快的速度進行多工處理。

來吧，試著刻意練習大步走路！

出門與人交流，就是「健康生活」的表現。想要嘗試大步走路，也是同樣的意思。

這些實踐或許只是小事，卻能夠改變你往後的人生。

首先，把自己的想法傳到腳上。**即使只多五公分，只要擴大自己的步幅，腦就能夠徹底發揮功能**。

假如你覺得自己今天做得不夠好，那就明天再試一次。

如同我不斷重複提到的，「嘗試」很重要。這也是對腦的刺激，或許能夠開啟某處的迴路。

什麼都不做的話，就會一直是現在這個樣子。

錯！我可以跟你保證，你的腦和身體將只會不斷地衰退下去。

大步走路值得期待的好處很多。

找回肌肉活力，使腰腿有力。

提高心肺功能，把營養和氧氣傳送到身體每個角落。

刺激血管，使血管恢復柔軟有彈性。

這些都能夠預防未來得到失智症，降低死亡率。

而且多數人立刻就能感受到的是——自己的背挺直了，視線抬高了。心情也因此變得積極正向。

學會大步走路之後，你還會聽到「**你變年輕了**」、「**背影看起來很帥、很美**」等稱讚。

「上了年紀之後，身體都不聽使喚。」

我經常聽到長輩這麼說，不過大步走路之後，你的身體應該就能夠按照自己的想法去活動。

做不到的事情我們用不著哀嘆，我認為**只要自己能夠做到的事情愈來愈多，人生就會很快樂**。

為此，我們要試著讓自己的身體按照自己的想法活動。

就從走路的步幅增加五公分開始做起吧！

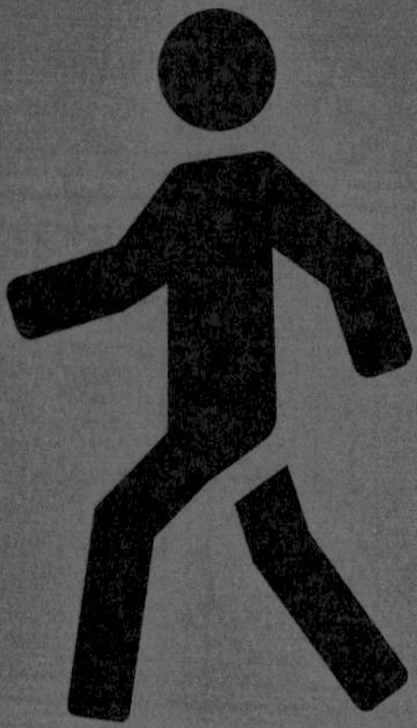

尾　聲

百歲人瑞也能夠
微笑健康行走的社會

尋找遠離失智症方法的旅程

我服務的東京都健康長壽醫療中心，有醫院和研究所。

連接醫院和研究所的穿堂，有時會有強風吹過。在這裡還可以遇到不少走路身體緊繃的人、拖著腳走路的人、走路步伐很小的人、必須坐輪椅的人。也能看到一些妻子牽著丈夫的手步行。

「辛苦了，小心腳步。」

我總是滿心愧疚地快步經過他們，走向研究大樓。

我是一個研究者。專攻項目是公共衛生與流行病學，以及老年醫學。

公共衛生的任務，就是保障從嬰兒到高齡者的健康。而找出群體發生流行病的原因及預防方法，就是流行病學。

我傾全力在研究高齡者要如何做才能夠健康長壽。

在日本，包含高風險族群在內，約有八百萬人有失智症。科學家預測這個數字未來還會持續增加。

但是目前現有的藥物與醫療，無法治癒失智症。那麼，怎麼辦？

我認為只要找到方法不要得到失智症就好。

流行病學研究，透露出看不見的真相

與失智症這個眼前的敵人戰鬥之前，我們必須先了解它的真面目。

專攻公共衛生與流行病學領域的我，選擇從「什麼樣的人會得到失智症？」或者說「什麼樣的人不會得到失智症？」的大方向來看失智症。

我開始進行這項研究已經大約十五年。也曾經每年進行田野調查，親眼看到原本健康的人逐漸得到失智症的過程。

進行流行病學研究，是根據資料分析的統計結果，因此感覺缺乏真實感。但是，動手做統計卻是完全相反的情況，就是要把「看不見的情況」顯示出來。

透過流行病學研究找到某現象的過程，使原本看不見的事物「被看見」了。看得見，就可以為眾人所活用。這樣才有真實感。

我的研究很枯燥，但我認為如果多少能夠豐富各位的生活，幫助實現健康長壽，就算枯燥也沒關係。

繞遠路才能夠更投入的研究生活

事實上我的人生是由一連串的失敗所構成。

首先是高中入學考試落榜，我沒能夠考進高水準的學校，卻進了不是我想去的地方。我考上一所只要去報考，人人都能進去的高中就讀。

我對替我支付高額學費的父母親感到抱歉，所以高中時很用功。

可是，我大學入學考試也搞砸了。應該說，我在考試之前的報名階段就出了差錯。因此，我高中時期原本想念航太工程的夢想，很乾脆地破滅了。

我的大學生活以非我預期的方式開始，卻在課堂上，接觸到老年醫學研究這一塊領域。

人生真是不可思議。從我接觸到老年醫學之後，我受到幸運之神一次次的眷顧。

於是我的目標變成想要透過老年醫學研究，讓過去照顧過我的人、今後將會相遇的人充滿笑容。

大家一起「大步走路」變年輕

大步走路是大家現在立刻就能做到、用不著花半毛錢就能實踐的運動。

我認為這項發現很有意義。

我能夠研究步幅，也是因為幾乎人人都會走路。

就算沒有器材、沒有錢、沒有時間，也能辦到。

利用通勤或購物時，稍微跨大步伐走路，這樣就足夠。

抬頭挺胸大步走路，一下子就會看起來年輕十歲。

而且真的會顯得很有精神。

接著就不會得失智症，能夠健康長壽。

百歲人瑞也精神百倍微笑走路

這是我理想中的社會。我希望各位能夠健康長壽，就算多活一兩天也好，希望各位都能夠健健康康地跟家人朋友、周遭其他人愉快相處。

感謝各位閱讀到最後。

我衷心企盼各位能夠擁有更美好的人生。就此擱筆。

謝辭

本書介紹的研究，是我們多年來在東京都健康長壽醫療中心研究所（舊稱東京都老人綜合研究所）進行的流行病學研究得到的成果。

除了前輩們累積下來的成績之外，也是東京都健康長壽醫療中心研究所工作人員們與相關人士的努力，才有這番成就。

我特別要借這個場合，感謝給予我諸多指導的新開省二副所長、藤原佳典研究部長、北村明彥研究部長。另外，本書介紹的近期研究成果，則是有勞東京大學醫學研究所公共健康醫學專攻、生物統計學領域的老師們的指導。

這一連串的流行病學研究，還要感謝受試者對於東京都健康長壽醫療中心研究所進行之研究的理解與協助，方能成立。在下由衷感謝群馬縣草津町、新潟縣長岡市與板町（原名三島郡與板町）、東京都板橋區的各位居民，以及行政相關人員。

最後要感謝為本書的出版盡心盡力的Sunmark出版社新井一哉先生、BE-million（股）公司的山城稔先生。

谷口優

參考資料

- Yu Taniguchi, et al. A Prospective Study on Gait Performance and Subsequent Cognitive Decline in a General population of Older Japanese. The Journals of Gerontology : Medical Sciences, 2012
- Yu Taniguchi, et al. Prospective Study of Trajectories of Physical Performance and Mortality Among Community-Dwelling Older Japanese. The Journals of Gerontology : Medical Sciences, 2016
- Yu Nofuji, et al. Associations of Walking Speed, Grip Strength, and Standing Balance with Total and Cause-Specific Mortality in a General Population of older Japanese. Journal of the American Medical Directors Association, 2016
- Yu Taniguchi, et al. Gait Performance Trajectories and Incident Disabling Dementia Among Community-Dwelling Older Japanese. Journal of the American Medical Directors Association, 2017
- 內閣府（相當於臺灣內政部）。平成30年（2018）版高齡社會白書（完整版）PDF
- 厚生勞働省。平成28年（2016）國民生活基礎調查的概況
- Yu Taniguchi, et al. Characteristics for gait parameters of community-dwelling elderly Japanese with lower cognitive function. PLoS One, 2019
- Caterina Rosano, et al. Slower gait, slower information processing and smaller prefrontal area in older adults. Age and Ageing, 2012
- Caterina Rosano, et al. Quantitative measures of gait characteristics indicate prevalence of underlying subclinical structural brain abnormalities in high-functioning older adults. Neuroepidemiology, 2006
- Ryota Sakurai, et al. Regional cerebral glucose metabolism and gait speed in healthy community-dwelling older women. The Journals of Gerontology: Medical Sciences, 2014

- US Dept of Health and Human Services. 2008 physical activity guidelines for Americans
- Caterina Rosano, et al. Special article: gait measures indicate underlying focal gray matter atrophy in the brain of older adults. The Journals of Gerontology : Medical Sciences, 2008
- Natalia del Campo, et al. Relationship of regional brain β-amyloid to gait speed. Neurology, 2016
- Joe Verghese, et al. Motoric cognitive risk syndromes : Multicenter incidence study. Neurology, 2014
- Sperling RA, et al. Toward defining the preclinical stages of Alzheimer's disease: recommendations from the National Institute on Aging-Alzheimer's Association workgroups on diagnostic guidelines for Alzheimer's disease. Alzheimer's & Dementia, 2011
- Jennifer J. Manly, et al. Frequency and Course of Mild Cognitive Impairment in a Multiethnic Community. Annals of Neurology, 2008
- Yu Taniguchi, et al. Mini-Mental State Examination Score Trajectories and Incident Disabling Dementia Among Community-Dwelling Older Japanese Adults. Geriatrics & Gerontology International, 2017
- Eric B. Larson, et al. Exercise is associated with reduced risk for incident dementia among persons 65 years of age and older. Annals of internal medicine, 2006
- Danielle Laurin, et al. Physical activity and risk of cognitive impairment and dementia in elderly persons. Archives of Neurology, 2001
- Satoshi Seino, et al. Effects of Low-Dose Dairy Protein Plus Micronutrient Supplementation during Resistance Exercise on Muscle Mass and Physical Performance in Older Adults: A Randomized, Controlled Trial. The Journal of Nutrition Health and Aging, 2018
- 谷口優等。地方高齡者的身體機能、骨骼肌量、肌少症與認知功能的綜觀性橫觀性關聯。日本老年醫學會雜誌（2015）

- Yu Taniguchi, et al. Prospective Study of Arterial Stiffness and Subsequent Cognitive Decline Among Community-Dwelling Older Japanese. Journal of Epidemiology, 2015
- Yu Taniguchi, et al. Nutritional Biomarkers and Subsequent Cognitive Decline Among Community-Dwelling Older Japanese: A Prospective Study. The Journals of Gerontology : Medical Sciences, 2014
- Yu Taniguchi, et al. Albumin and Hemoglobin Trajectories and Incident Disabling Dementia in Community-Dwelling Older Japanese. Dementia and Geriatric Cognitive Disorders, In press.
- 葛谷雅文編。《臨床營養》附錄JCN精選 11延長健康壽命的營養策略，因應衰弱症與疾病重症化的預防
- Tatsuo Yamamoto, et al. Association Between Self-Reported Dental Health Status and Onset of Dementia: A 4-Year Prospective Cohort Study of Older Japanese Adults from the Aichi Gerontological Evaluation Study (AGES) Project. Psychosomatic Medicine, 2012
- Yu Taniguchi, et al. Trajectories of Arterial Stiffness and All-Cause Mortality Among Community-Dwelling Older Japanese. Geriatrics & Gerontology International, 2018
- Yuri Yokoyama, et al. Association of dietary variety with body composition and physical function in community-dwelling elderly Japanese. The Journal of Nutrition Health and Aging, 2016
- Laura Fratiglioni, et al. Influence of social network on occurrence of dementia: a community-based longitudinal study. The Lancet, 2000
- 谷口優。身體機能與未來失智症的相關性。老年社會科學（2017）

大步走，不失智！
步幅加大5公分的走路革命，醫學博士教你「刺激大腦」的正確走路方式
たった5センチ歩幅を広げるだけで「元気に長生き」できる!

作　　者　谷口優
譯　　者　黃薇嬪
封面設計　木木Lin設計
內頁排版　陳姿秀
行銷企劃　林瑀、陳慧敏
行銷統籌　駱漢琦
業務發行　邱紹溢
責任編輯　賴靜儀
總 編 輯　李亞南
出　　版　漫遊者文化事業股份有限公司
地　　址　台北市松山區復興北路331號4樓
電　　話　(02) 2715-2022
傳　　真　(02) 2715-2021
服務信箱　service@azothbooks.com
營運統籌　大雁文化事業股份有限公司
地　　址　台北市105松山區復興北路333號11樓之4
劃撥帳號　50022001
戶　　名　漫遊者文化事業股份有限公司
初　　版　2021年10月
定　　價　台幣320元

ISBN　978-986-489-522-9

國家圖書館出版品預行編目(CIP)資料

大步走,不失智!：步幅加大5公分的走路革命,醫學博士教你「刺激大腦」的正確走路方式 / 谷口優著 ; 黃薇嬪譯. -- 初版. -- 臺北市 : 漫遊者文化事業股份有限公司, 2021.10
192面 ; 14.8×21公分
譯自：たった5センチ歩幅を広げるだけで「元気に長生き」できる!
ISBN 978-986-489-522-9(平裝)
1.健腦法 2.健行
411.19　　110015392